Sindhu Agarwal
Himani Bajaj
Bhupendra Chauhan

Doença de Alzheimer

Sindhu Agarwal
Himani Bajaj
Bhupendra Chauhan

Doença de Alzheimer

ScienciaScripts

Imprint

Cover image: www.ingimage.com

This book is a translation from the original published under ISBN 978-3-659-89125-0.

Publisher:
Sciencia Scripts
is a trademark of
Dodo Books Indian Ocean Ltd. and OmniScriptum S.R.L publishing group

120 High Road, East Finchley, London, N2 9ED, United Kingdom
Str. Armeneasca 28/1, office 1, Chisinau MD-2012, Republic of Moldova, Europe
Managing Directors: Ieva Konstantinova, Victoria Ursu
info@omniscriptum.com

Printed at: see last page
ISBN: 978-620-8-59402-2

ÍNDICE DE CONTEÚDO

DOENÇA DE ALZHEIMER

INTRODUÇÃO

A doença de Alzheimer é a forma mais comum de demência que ocorre a nível mundial em pessoas idosas. **[1]** A doença de Alzheimer é uma doença neurodegenerativa (perda de estrutura e função neuronal) [2] criada por Alois Alzheimer em 1907. **[3]** Atualmente, 58% das pessoas com demência vivem em países em desenvolvimento, mas em 2050 esta percentagem aumentará para 68%. **[4]** O principal fator de risco da doença de Alzheimer é a idade, a história familiar e a genética. As caraterísticas clínicas incluem perda de memória, dificuldade em aprender e reter novas informações, sintomas depressivos, agressividade, agitação e perturbações da perceção [5]. [5] Eventualmente, em 5-10 anos, o indivíduo afetado torna-se profundamente incapacitado, mudo e imóvel. Os doentes raramente se tornam sintomáticos antes dos 50 anos, mas a incidência da doença aumenta com a idade e a prevalência duplica aproximadamente de 5 em 5 anos, partindo de um nível de 1% para a população entre os 60 e os 64 anos e atingindo 40% ou mais para a coorte entre os 85 e os 89 anos. As principais caraterísticas histopatológicas da doença de Alzheimer (DA) são os depósitos de placas extracelulares do péptido β-amiloide (Aβ) e os emaranhados neurofibrilares em forma de chama da proteína tau de ligação aos microtúbulos [6]. [No entanto, as placas e os NFTs não são exclusivos da DA, uma vez que estas mesmas alterações estruturais ocorrem com o envelhecimento normal e em muitas outras doenças neurodegenerativas. Uma caraterística distintiva da DA é que as placas e os NFTs estão localizados em áreas do cérebro correspondentes aos sintomas clínicos. A fisiopatologia da DA está relacionada com a lesão e morte de neurónios, iniciando-se na região cerebral do hipocampo, que está envolvida na memória e na aprendizagem, e depois a atrofia afecta todo o cérebro.

Placas amilóides: Depósito de proteínas extracelulares no córtex de doentes com DA. A principal proteína nas placas neuríticas é o péptido β-amiloide (Aβ), que é um péptido de 4042 aminoácidos derivado de uma proteína de membrana, a β-amiloide

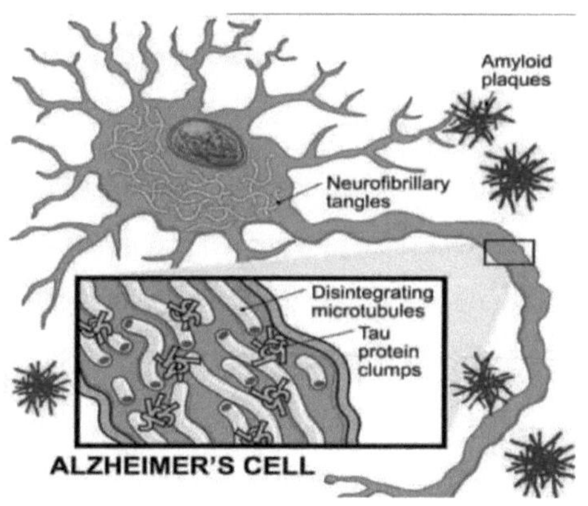

proteína precursora (APP) após clivagem sequencial por enzimas. A APP é codificada por um gene situado no cromossoma 21. A APP interage com a matriz extracelular e suporta o crescimento da neurite em cultura neuronal. O seu papel fisiológico está provavelmente relacionado com a modulação da atividade sináptica, embora ainda seja controverso. Evidências genéticas implicam a Aβ na patogénese da doença de Alzheimer, Quase todos os doentes com trissomia 21 (síndrome de Down) desenvolvem alterações patológicas indistinguíveis das observadas na doença de Alzheimer, sugerindo que o facto de ter uma cópia aumentada do gene da APP aumenta o metabolismo da APP para Aβ.[15,16]

Emaranhados neurofibrilares (NFT): agregados intraneuronais de tau hiperfosforilada e mal dobrada que se tornam extraneuronais (emaranhados "fantasma") quando o neurónio portador do emaranhado morre. A proteína tau é uma proteína associada aos microtúbulos, normalmente localizada no axónio, onde fisiologicamente facilita o transporte axonal através da ligação e estabilização dos microtúbulos. Na doença de Alzheimer, a tau é translocada para o compartimento somatodendrítico e sofre hiperfosforação, desdobramento e agregação, dando origem a emaranhados neurofibrilares e fios neuropilares. **[17]**

TIPOS DE DOENÇA DE ALZHEIMER

DE INÍCIO PRECOCE FAMILIAR E DE INÍCIO TARDIO ESPORÁDICO

A DA familiar (FAD) está associada à mutação de três genes: APP,presenilina1 (PS1) e presenilina2 (PS2), que estão localizados nos cromossomas 21, 14 e 1, respetivamente [5]. As mutações da APP aumentam a proporção de Aβ42/Aβ40 ou a acumulação total da produção de Aβ; ou, alternativamente, geram Aβ altamente fibrilogénico enquanto as mutações PS causam aumento na proporção de Aβ42/Aβ40 [6]. Pacientes com síndrome de Down com trissomia 21 (três cópias de APP) desenvolvem patologia de DA já na idade de 20 anos [7]. **A doença de Alzheimer esporádica (SAD)** está associada a vários genes. O fator de risco genético mais conhecido da DAE é ter o gene codificado para a APOE (no cromossoma 19) [8]. A apolipoproteína E (APOE) desempenha um papel vital no metabolismo e na eliminação de Aβ juntamente com a α2-macroglobulina (α2M) e o recetor da lipoproteína de baixa densidade. A APOE tem três isoformas de alelos, APOE ε2, APOE ε3 e APOEε4. O risco associado a ε4 > ε3 >ε2. A APOE ε3, mais comum (40-90% da população), e a APOE ε2, mais rara, têm-se mostrado relativamente protectoras contra a DA, enquanto a APOE ε4 aumenta a agregação de Aβ, diminui a depuração de Aβ e é mais frequentemente transportada por doentes com DA.Para além destes, algumas evidências indicam que outros genes estão associados ao SAD, incluindo enzima degradadora de insulina (IDE), que é ativa na degradação de Aβ e pode predispor os indivíduos para a doença [9]; ubiquilina-1 (UBQLN1), que afecta o tráfico intracelular de APP [10]; SORL1,que codifica para um recetor neural de APOE [11]; e CALHM1, que codifica para uma proteína transmembranar que influencia os níveis de cálcio e a produção de Aβ [12].

Figura 2: Genes, idade e outros factores ambientais no desenvolvimento da doença de Alzheimer (DA). A patogénese da doença de Alzheimer dependente da idade é um fator comum importante na doença de Alzheimer familiar de início precoce (DAF; portadora de mutações na APP, PS1 ou PS2), na DAF de início tardio (portadora do alelo ApoE4) e na doença de Alzheimer esporádica. Em todos os casos de DA, o envelhecimento ou a acumulação de factores indefinidos relacionados com a idade parece desencadear a patogénese da DA. Os factores de risco ambientais podem incluir, para além do envelhecimento, stress, sexo (feminino), alimentos acidificantes com elevado teor de gordura ou energia total na dieta, dioxinas, alumínio, chumbo e infecções virais[**14**].

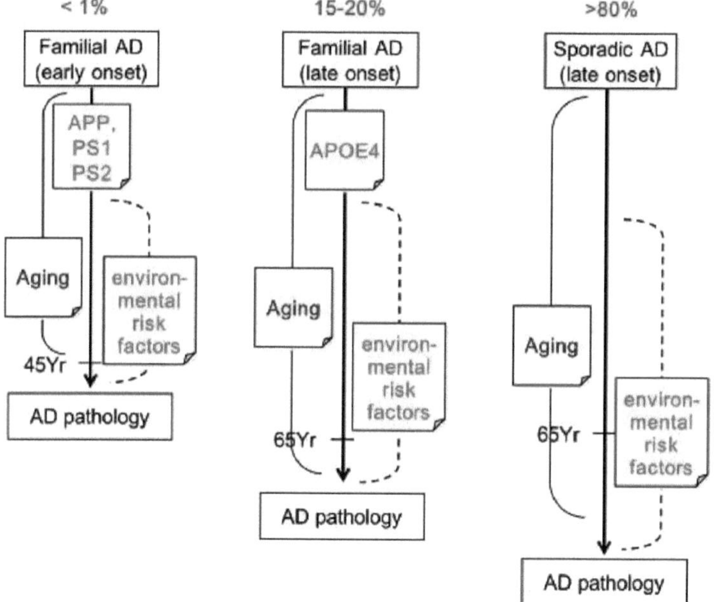

HISTÓRIA

A doença de Alzheimer tem o nome do médico alemão Alois Alzheimer (F igur e-3). A doença de Alzheimer foi descoberta em 1906 por Alois Alzheimer, um neurologista e psiquiatra alemão. [18 A doença foi inicialmente observada numa mulher de 51 anos chamada Auguste D. (Figura 4) A sua família levou-a ao Dr.

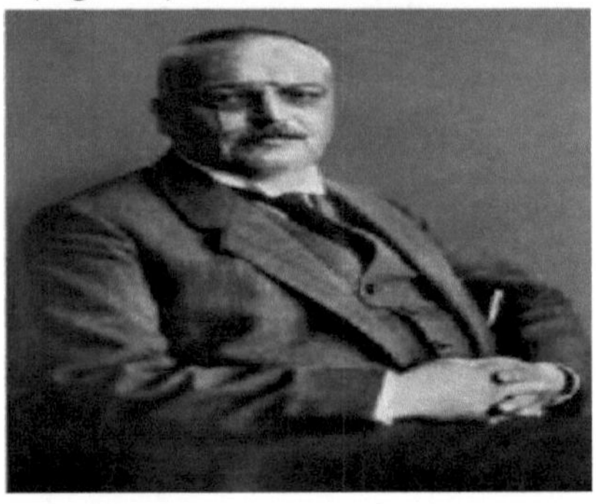

Figura 3: Alois Alzheimer

Alzheimer em 1901, depois de ter notado alterações na sua personalidade e comportamento. A família relatou problemas de memória, dificuldade em falar e compreensão prejudicada. Mais tarde, o Dr. Alzheimer descreveu Auguste como tendo uma forma agressiva de demência, que se manifestava em défices de memória, linguagem e comportamento.[19] O Dr. Alzheimer notou muitos sintomas anormais, incluindo dificuldade na fala, agitação e confusão.[20] Acompanhou os seus cuidados durante cinco anos, até à sua morte em 1906. Após a sua morte, o Dr. Alzheimer efectuou uma autópsia, durante a qual encontrou um encolhimento dramático do córtex cerebral, depósitos de gordura nos vasos sanguíneos e células cerebrais atrofiadas[18,21]. Descobriu emaranhados neurofibrilares e placas senis, que se tornaram indicativos de AD4. A doença foi discutida pela primeira vez na literatura médica em 1907 e recebeu o nome de Alzheimer em 1910.

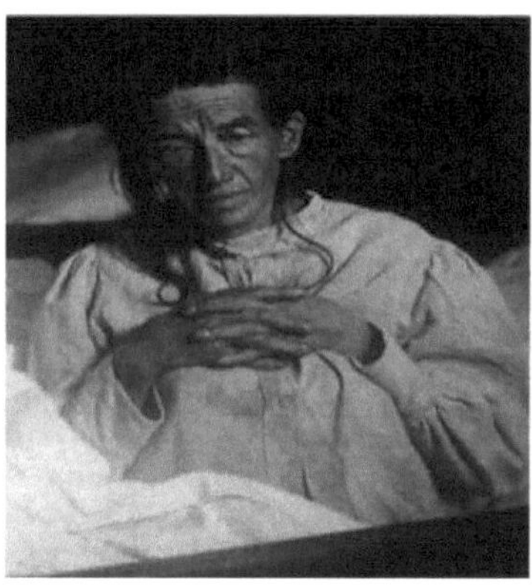

Figura 4: Auguste Deter

Antes da descoberta da doença de Alzheimer, em 1907, tanto os cientistas como a comunidade não científica encaravam a demência como uma progressão "natural" da idade e "a senilidade era aceite como parte do envelhecimento", segundo Natalie Whaley na sua tese de mestrado sobre a história social da doença de Alzheimer. [22] Em 1931, Max Knoll e Ernst Ruska inventam o microscópio eletrónico, que permite uma ampliação de até 1 milhão de vezes. Esta invenção permitiu aos cientistas estudar as células cerebrais com maior pormenor. Em 1968, são criadas escalas de medição cognitiva que permitem aos investigadores medir a incapacidade e estimar o volume do tecido cerebral danificado. Em 1974, o Congresso cria o National Institute on Aging (NIA)[23], que até hoje apoia a investigação sobre a doença de Alzheimer. Em 1976, a doença de Alzheimer foi identificada como a forma mais prevalente de demência pelo Dr. Robert Katzman, um neurologista de San Diego que chamou a atenção do público para a doença, tendo sido o primeiro a divulgar a ideia de que a doença de Alzheimer não é uma parte normal do envelhecimento. Em 1980, Jerome H. Stone, em memória da sua falecida mulher, Evelyn T. Stone, e com o apoio de várias outras famílias, reuniu-se com o Instituto Nacional do Envelhecimento, o que resultou na criação da Alzheimer's Assosiation. Atualmente, a associação continua a ser a maior organização de saúde voluntária, apoiada por doadores, para a doença de Alzheimer em todo o mundo. Em 1983, novembro de 1983 foi declarado o primeiro Mês Nacional da Doença de Alzheimer, indicando uma maior consciencialização para a doença. Em 1984, a NIA começa a financiar os Centros de Doença de Alzheimer e estabelece uma rede nacional para a investigação da doença de Alzheimer . Depois de tudo isto, em 1993, a Food & Drug Administration (FDA) aprova o primeiro medicamento para a doença de Alzheimer, o Cognex. Este medicamento tem como objetivo a perda de memória e os sintomas de demência. Atualmente, há um total de cinco medicamentos aprovados para tratar a doença de Alzheimer. E em 1994: O antigo Presidente dos Estados Unidos Ronald Reagan anuncia que lhe foi diagnosticada a doença de Alzheimer. Este facto leva a uma maior sensibilização para a doença. [25] Em 2003, o NIA inicia um estudo genético nacional sobre a doença de Alzheimer para identificar genes de risco da doença. E, em 2010, a doença de Alzheimer torna-se a sexta principal causa de morte nos Estados Unidos. Em 2011, o Presidente Barack Obama assina a Lei do Projeto Nacional para a Doença de Alzheimer, que estabelece um quadro nacional para apoiar e financiar a investigação da doença. E em 2013, a Cimeira do G8 sobre a Demência, realizada no Reino Unido, lança um esforço internacional para combater a doença de Alzheimer e encontrar uma cura até 2025[25].

FASES DA DOENÇA DE ALZHEIMER

Doença de A lzheimer em fase inicial

Esta fase ligeira, que normalmente dura 2 a 4 anos, é frequentemente a fase em que a doença é diagnosticada pela primeira vez. Nesta fase, a família e os amigos podem começar a aperceber-se de que houve um declínio na capacidade cognitiva do doente. Os sintomas mais comuns nesta fase incluem[26,27]:

- Dificuldade em reter novas informações
- Dificuldade na resolução de problemas ou na tomada de decisões. Os doentes podem começar a ter dificuldades em gerir as finanças ou outras actividades instrumentais da vida diária.
- Alterações da personalidade. A pessoa pode começar a afastar-se socialmente ou a mostrar falta de motivação.
- Dificuldade em exprimir os pensamentos
- Perder objectos ou perder-se. O doente pode ter dificuldade em orientar-se num ambiente familiar.

Doença de Alzheimer moderada

Com uma duração de 2 a 10 anos, esta é a fase mais longa da doença. Os doentes apresentam frequentemente dificuldades acrescidas de memória e podem necessitar de ajuda nas actividades da vida diária. Os sintomas frequentemente registados durante esta fase incluem[28,29]:

- Perda crescente de discernimento e confusão. O doente pode começar a confundir os familiares, perder a orientação no tempo e no espaço e começar a deambular, o que torna inseguro deixá-lo sozinho.
- Dificuldade em realizar tarefas complexas, incluindo muitas das actividades instrumentais da vida diária, como gerir as finanças, fazer compras, planear e organizar.
- Maior perda de memória. Os doentes podem começar a esquecer-se de pormenores da sua história pessoal.
- Alterações significativas da personalidade. A pessoa pode retirar-se das interações sociais e desenvolver suspeitas invulgarmente elevadas em relação aos prestadores de cuidados.

Doença de Alzheimer grave

Nesta fase final da doença, a capacidade cognitiva continua a diminuir e a capacidade física é gravemente afetada. Esta fase pode durar entre 1 e 3 anos. Devido à capacidade decrescente da família para cuidar do doente, esta fase resulta frequentemente na colocação num lar de idosos ou noutra instituição de cuidados prolongados. Os sintomas comuns que aparecem nesta fase incluem**[31]**:

- Perda da capacidade de comunicação. O doente pode ainda falar frases curtas, mas é incapaz de manter uma conversa coerente.
- Dependência de terceiros para os cuidados pessoais, como comer, tomar banho, vestir-se e ir à casa de banho. Muitos doentes tornam-se incontinentes.
- Incapacidade de funcionar fisicamente. A pessoa pode não conseguir andar ou sentar-se de forma autónoma. Os músculos podem tornar-se rígidos e a deglutição pode eventualmente ser afetada.

SINTOMAS

No início, o esquecimento crescente ou uma ligeira confusão podem ser os únicos sintomas da doença de Alzheimer de que se apercebe. Mas, com o passar do tempo, a doença vai-lhe roubando mais memória, especialmente as memórias recentes. O ritmo a que os sintomas se agravam varia de pessoa para pessoa.

Se sofre de Alzheimer, pode ser o primeiro a notar que está a ter dificuldades invulgares em lembrar-se de coisas e em organizar os seus pensamentos. Ou pode não reconhecer que algo está errado, mesmo quando as mudanças são perceptíveis para os seus familiares, amigos próximos ou colegas de trabalho.

As alterações cerebrais associadas à doença de Alzheimer conduzem a problemas crescentes com..:

■ **Perda de objectos** - Muitas vezes o doente esconde coisas importantes (para ele) e depois esquece-se que as escondeu.

■ **Dificuldades de linguagem** - Pode ter dificuldade em encontrar as palavras certas, em particular nomes próprios e substantivos, e utilizará frequentemente palavras que soam da mesma forma, ou até inventará palavras em vez da palavra perdida do seu repertório. Pode ter dificuldade em completar frases, esquecendo-se talvez de como a frase começou antes de ter oportunidade de a terminar.

■ **As conversas tornam-se irrelevantes** - Ele dirá coisas que parecem totalmente alheias à conversa em curso, ou dará respostas que parecem não ter nada a ver com a pergunta feita. Pode tornar-se menos disposto a participar em conversas, talvez consciente da sua dificuldade e querendo evitar o embaraço.

■ **Tarefas simples tornam-se difíceis ou impossíveis** - mesmo coisas que ele faz há anos. Os procedimentos aritméticos e matemáticos podem tornar-se especialmente confusos, tornando actividades familiares, como reconciliar o livro de cheques, não só difíceis, mas agravantes.

■ **Confusão temporal** - Pode perder a consciência ou a noção das horas, do dia ou mesmo da estação do ano. Pode acordar a meio da noite e telefonar a alguém pensando que está a meio do dia. Pode vestir o casaco de inverno para sair no verão, ou calções num dia gelado de janeiro.

■ **Perturbações do sono** - O cérebro controla os ritmos que influenciam o nosso ciclo vigília-sono . Os danos neurológicos da doença de Alzheimer podem perturbar estes ritmos, resultando em problemas de sono. A terapia da luz é um tratamento eficaz em muitos casos de perturbações do sono relacionadas com a doença de Alzheimer.

■ **Deficiência física** - Os movimentos musculares tornam-se lentos e instáveis, o equilíbrio é afetado e a marcha torna-se difícil. À medida que estas condições se agravam, a segurança pode tornar-se uma questão importante. As complicações resultantes de fracturas ósseas provocadas por quedas e outros acidentes ocupam um lugar de destaque entre as causas de morte por doença de Alzheimer.

■ **Agitação, depressão, raiva** - Estes são comportamentos muito comuns na doença de Alzheimer e podem, por vezes, ser os mais difíceis de lidar

■ Perda progressiva de memória - Esta é a caraterística da doença de Alzheimer. Inicialmente, apenas a memória a curto prazo é afetada e a pessoa parece apenas esquecida. No entanto, como a memória a curto prazo é essencial para a absorção de novas informações, a perda de memória rapidamente interfere com a capacidade de interação social e com o trabalho. A memória a longo prazo pode ser retida durante mais tempo, muitas vezes com grande pormenor, mas vai-se fragmentando à medida que a doença progride. Na fase final da doença, as pessoas com Alzheimer podem não conseguir recordar o seu próprio nome.

■ Diminuição da capacidade cognitiva - Trata-se das actividades "pensantes" de raciocínio e resolução de problemas

problemas, tomar decisões, exercer o discernimento, etc. As deficiências da função cognitiva podem começar subtilmente como um mau desempenho numa atividade que a pessoa fazia bem.

A falta de discernimento e a falta de visão podem conduzir a acidentes.

• Alterações do humor e da personalidade - Estas alterações são frequentemente a prova mais convincente para as famílias de que algo está errado. A apatia é comum e muitos indivíduos perdem o interesse pelas suas actividades habituais. A pessoa pode tornar-se retraída, irritável ou inexplicavelmente hostil. A depressão também pode acompanhar a doença de Alzheimer, em parte como resultado de alterações químicas no cérebro causadas pela própria doença e em parte como uma reação psicológica compreensível à perda de capacidades mentais. Os sintomas da depressão incluem a perda de interesse em actividades anteriormente agradáveis, alterações do apetite que, por vezes, levam à perda ou ao aumento de peso, insónias ou excesso de sono, perda de energia e sentimentos de inutilidade. No entanto, as pessoas com Alzheimer raramente têm sentimentos de culpa excessiva ou pensamentos de suicídio, que são frequentemente sintomas de depressão.

- Afasia - Este termo médico descreve uma deficiência na utilização e compreensão da linguagem. Uma vez que a fala, a escrita, a leitura e a compreensão do discurso envolvem diferentes áreas do cérebro e diferentes redes nervosas, a afasia pode ser desigual, com algumas capacidades a serem mantidas durante mais tempo do que outras. Por exemplo, uma pessoa pode ser capaz de reconhecer palavras escritas sem falhas e, no entanto, não conseguir compreender o seu significado. Normalmente, a afasia começa com dificuldades na procura de palavras. Incapaz de pensar nas palavras corretas, a pessoa pode tentar encobrir o assunto com descrições longas que não atingem o seu objetivo, ou pode recusar-se com raiva a continuar a discutir o assunto. É comum a substituição por uma palavra de som semelhante ("errado" em vez de "anel") ou por uma palavra relacionada ("ler" em vez de "livro"). A pessoa pode divagar, encadeando frases sem expressar qualquer pensamento real, ou pode esquecer-se de todas as palavras exceto algumas (que pode repetir vezes sem conta). Em muitos casos, quando a demência se torna grave, perdem-se todas as capacidades linguísticas e a pessoa fica muda.

- Agnosia - A capacidade de processar a informação sensorial deteriora-se, causando agnosia, uma perturbação da perceção. Incapazes de compreender o significado do que vêem, as pessoas com agnosia podem esbarrar em móveis. Podem acreditar que um cônjuge é um impostor, assustar-se com sons comuns ou não reconhecer o seu próprio reflexo num espelho. A agnosia pode contribuir para comportamentos inadequados, como urinar para um caixote do lixo.

- Apraxia - Incapacidade de realizar as capacidades motoras básicas, como andar, vestir-se e comer uma refeição é conhecido como apraxia. É muito diferente da fraqueza ou paralisia causada por um acidente vascular cerebral. Uma pessoa com apraxia esqueceu-se literalmente de como realizar estas actividades. Normalmente, a apraxia desenvolve-se gradualmente, mas, em alguns casos, começa abruptamente. A apraxia pode começar por ser evidente nos movimentos finos das mãos, manifestando-se numa caligrafia ilegível e na falta de jeito para abotoar a roupa. As capacidades quotidianas, como utilizar um telefone ou mudar de canal num televisor, podem desaparecer. Eventualmente, perde-se a capacidade de mastigar, andar ou sentar-se numa cadeira.

- Problemas de comportamento - As alterações de comportamento problemáticas são uma caraterística comum da doença. Os exemplos incluem ser teimoso, resistir aos cuidados, recusar-se a desistir de actividades não seguras, andar de um lado para o outro ou de outro, deambular, usar linguagem obscena ou abusiva, roubar, esconder coisas, perder-se, ter um comportamento sexual inapropriado, urinar em locais inadequados, usar pouca ou demasiada roupa, comer objectos inapropriados, deixar cair cigarros acesos, etc. Um determinado comportamento pode desaparecer à medida que as capacidades do doente se deterioram (por exemplo, o abuso verbal diminui à medida que a afasia progride), para ser substituído por novos problemas.
- Reação catastrófica - Uma resposta emocional forte a um problema menor é outro sintoma da doença. As reacções catastróficas podem envolver choro inconsolável, gritos, palavrões, andar agitado, recusa em participar numa atividade ou agressão a outra pessoa. Os factores desencadeantes habituais são a fadiga, o stress, o desconforto e a incapacidade de compreender uma situação. Essencialmente, uma reação catastrófica é a resposta de uma pessoa sobrecarregada e assustada que se sente encurralada e tenta proteger-se. O comportamento é causado por uma disfunção cerebral e está, na maior parte dos casos, fora do controlo da pessoa.
- Sundowing - Este termo refere-se a problemas de comportamento que se agravam no final da tarde e à noite. Ninguém sabe exatamente porque ocorre o sundowning, embora existam várias teorias. Como as pessoas estão cansadas ao fim do dia, a sua tolerância ao stress diminui e um pequeno problema pode gerar uma grande explosão. Uma pessoa já confusa pode ficar sobre-estimulada quando há várias pessoas em casa,

os preparativos para o jantar estão a decorrer e a televisão está ligada. A luz fraca também pode contribuir para uma má interpretação da informação visual.

- Psicose - Cerca de quatro em cada 10 pessoas com doença de Alzheimer sofrem de psicose, que é marcada por delírios ou alucinações recorrentes. Embora esta situação ocorra mais frequentemente na doença de Alzheimer de início tardio e pareça ocorrer em famílias, ainda não foram identificados genes específicos associados a esta doença. O pensamento desordenado que provoca os delírios e as alucinações ocorre esporadicamente, o que tende a não ser o caso noutras formas de psicose. Uma mulher perturbada por delírios pode chamar a polícia para denunciar a presença de estranhos em casa, falar consigo própria ao espelho ou falar com pessoas na televisão. As alucinações são frequentemente visuais - ver pedras irregulares ou água onde estão as tábuas do chão - mas também podem ser auditivas (vozes fantasma).

FACTORES DE RISCO

- **Idade**

O aumento da idade é o maior fator de risco conhecido para a doença de Alzheimer. A doença de Alzheimer não faz parte do envelhecimento normal, mas o seu risco aumenta muito depois dos 65 anos. A taxa de demência duplica a cada década após os 60 anos. As pessoas com alterações genéticas raras associadas à doença de Alzheimer de início precoce começam a sentir os sintomas logo a partir dos 30 anos.

- **Historial familiar e doença de Alzheimer**

Outro fator de risco da doença de Alzheimer é a história familiar. A investigação demonstrou que as pessoas que têm um pai, um irmão, uma irmã ou um filho com Alzheimer têm maior probabilidade de desenvolver a doença. O risco aumenta se mais do que um membro da família tiver a doença. Quando as doenças tendem a ser familiares, tanto a hereditariedade (genética) como os factores ambientais, ou ambos, podem desempenhar um papel importante.

- **A genética e a doença de Alzheimer**

Existem duas categorias de genes que influenciam o facto de uma pessoa desenvolver ou não uma doença: (1) genes de risco e (2) genes determinísticos. Os investigadores identificaram genes da doença de Alzheimer em ambas as categorias.

z Os genes de risco aumentam a probabilidade de desenvolver uma doença, mas não garantem que isso aconteça. Os investigadores descobriram vários genes que aumentam o risco de Alzheimer. O APOE-e4 foi o primeiro gene de risco identificado e continua a ser o gene com maior impacto no risco. O APOE-e4 é uma das três formas comuns do gene APOE; as outras são o APOE-e2 e o APOE-e3. Todas as pessoas herdam uma cópia de uma forma de APOE de cada progenitor. As pessoas que herdam uma cópia do APOE-e4 têm um risco acrescido de desenvolver a doença de Alzheimer. As pessoas que herdam duas cópias têm um risco ainda maior, mas não é uma certeza. Para além de aumentar o risco, a APOE-e4 pode fazer com que os sintomas apareçam numa idade mais jovem do que o habitual. Os cientistas estimam que a APOE-e4 está implicada em cerca de 20 a 25 por cento dos casos de Alzheimer.

Os genes determinísticos causam diretamente uma doença, garantindo que qualquer pessoa que herde um deles desenvolverá uma doença. Os cientistas descobriram genes raros que causam a doença de Alzheimer em apenas algumas centenas de famílias alargadas em todo o mundo. Estes genes, que se estima serem responsáveis por menos de 5 por cento dos casos de Alzheimer, causam formas familiares de início precoce em que os sintomas se desenvolvem normalmente entre os 40 e os 50 anos de idade. Embora os genes que causam a "doença de Alzheimer familiar" sejam raros, a sua descoberta forneceu pistas importantes que ajudam a compreender a doença de Alzheimer. Todos estes genes afectam o processamento ou a produção de beta-amiloide, o fragmento de proteína que é o principal componente das placas. A beta-amiloide é um dos principais suspeitos do declínio e morte das células cerebrais. Vários medicamentos atualmente em desenvolvimento têm como alvo a beta-amiloide como estratégia potencial para travar a doença de Alzheimer ou retardar significativamente a sua progressão.

Estão em curso duas investigações internacionais para obter mais informações sobre a doença de Alzheimer através do estudo de indivíduos com genes determinísticos da doença de Alzheimer: (1) A Dominantly Inherited Alzheimer Network (DIAN), financiada pelo National Institute on Aging (NIA), inclui 10 centros de investigação de referência nos Estados Unidos, no Reino Unido e na Austrália. (2) A Iniciativa de Prevenção da Doença de Alzheimer (API) centra-se numa família alargada em Antioquia, Colômbia, na América do Sul. Com 5.000 membros, esta é a maior família do mundo em que foi identificado um gene que causa a doença de Alzheimer.

- **Síndrome de Down**

Muitas pessoas com síndrome de Down desenvolvem a doença de Alzheimer. Os sinais e sintomas da doença de Alzheimer tendem a aparecer 10 a 20 anos mais cedo nas pessoas com síndrome de Down do que na população em geral. Um gene contido no cromossoma extra que causa a síndrome de Down aumenta significativamente o risco de doença de Alzheimer.

- **Sexo**

As mulheres parecem ter mais probabilidades de desenvolver a doença de Alzheimer do que os homens, em parte porque vivem mais tempo.

- **Comprometimento cognitivo ligeiro**

As pessoas com défice cognitivo ligeiro (DCL) têm problemas de memória ou outros sintomas de declínio cognitivo que são piores do que seria de esperar para a sua idade, mas não suficientemente graves para serem diagnosticados como demência.

As pessoas com DCL têm um risco acrescido - mas não garantido - de desenvolver demência mais tarde. Tomar medidas para desenvolver um estilo de vida saudável e estratégias para compensar a perda de memória nesta fase pode ajudar a atrasar ou evitar a progressão para a demência.

- **Traumatismo craniano anterior**

As pessoas que sofreram um traumatismo craniano grave parecem ter um maior risco de sofrer da doença de Alzheimer.

- **Estilo de vida e saúde do coração**

Não há nenhum fator de estilo de vida que tenha sido definitivamente demonstrado como reduzindo o risco de doença de Alzheimer.

No entanto, algumas evidências sugerem que os mesmos factores que o colocam em risco de doença cardíaca também podem aumentar a probabilidade de desenvolver Alzheimer. Os exemplos incluem:

z Falta de exercício físico

z Obesidade

z Fumar ou exposição ao fumo passivo

z Presença de sangue elevado

z Colesterol elevado

z Diabetes tipo 2 mal controlada

J Uma dieta pobre em frutos e legumes

Estes factores de risco também estão associados à demência vascular, um tipo de demência causada por vasos sanguíneos danificados no cérebro. Trabalhar com a sua equipa de saúde num plano para controlar estes factores ajudará a proteger o seu coração - e poderá também ajudar a reduzir o risco de doença de Alzheimer e demência vascular.

- **Aprendizagem ao longo da vida e empenhamento social**

Os estudos revelaram que existe uma associação entre o envolvimento ao longo da vida em actividades mental e socialmente estimulantes e a redução do risco de doença de Alzheimer. Os baixos níveis de educação - menos do que o ensino secundário - parecem ser um fator de risco para a doença de Alzheimer.

- **Doenças cardiovasculares**

A investigação mostra que vários factores relacionados com o estilo de vida e as condições associadas às doenças cardiovasculares podem aumentar o risco de doença de Alzheimer.

Estes incluem:

J fumar

J obesidade

Diabetes J

J tensão arterial elevada

J colesterol elevado

- Fumar

O consumo de cigarros está relacionado com uma vasta gama de doenças, incluindo muitas formas de cancro, doenças cardiovasculares e diabetes. . Existem provas sólidas e consistentes de que os fumadores (em comparação com os não fumadores ou ex-fumadores) correm um risco 45% maior de desenvolver a doença de Alzheimer. Também correm um risco mais elevado de desenvolver demência vascular (embora as provas não sejam tão fortes) e mesmo outras formas de demência. Além disso, os ex-fumadores reduzem o seu risco se deixarem de fumar. Esta é uma descoberta encorajadora para a prevenção da demência, sugerindo, tal como acontece com outros impactos adversos do tabagismo, que o aumento do risco de demência pode ser evitado deixando de fumar.

- Educação

Poderá haver uma relação entre o nível de escolaridade e o risco de desenvolver a doença de Alzheimer. As pessoas com menos anos de escolaridade parecem estar em maior risco. A causa exacta desta relação é desconhecida, mas pensa-se que um nível de escolaridade mais elevado leva à formação de mais ligações sinápticas no cérebro. Isto cria uma "reserva sináptica" no cérebro, permitindo aos doentes compensar a perda de neurónios à medida que a doença progride1,7.

Fisiopatologia

A fisiopatologia da DA é complexa, envolvendo muitos sistemas de neurotransmissores e processos fisiopatológicos. A fisiopatologia da doença de Alzheimer está relacionada com a lesão e a morte de neurónios, que se inicia na região do hipocampo, envolvida na memória e na aprendizagem, e depois a atrofia afecta todo o cérebro. São explicadas várias hipóteses para cobrir a fisiopatologia da doença de Alzheimer, das quais três são importantes e são explicadas de seguida

- **Hipótese colinérgica**
- **Hipótese amiloide**
- **Hipótese Tau**
- **Hipótese glutamarérgica (excitotoxicidade)**
- **Hipótese da inflamação crónica**
- **Hipótese mitocondrial**
- **Hipótese do metal**

Hipótese colinérgica

A acetilcolina é um neurotransmissor importante nas regiões do cérebro que envolvem a memória. A ideia de que alguns dos sintomas da doença de Alzheimer se devem a uma deficiência do neurotransmissor acetilcolina (Figura: 5) no cérebro surgiu pela primeira vez em 1976 e 1977**[40,41,42]**. Descobertas subsequentes de redução da captação de colina, libertação de colina e perda de pericários colinérgicos do núcleo basal de Meynert confirmaram um défice colinérgico pré-sináptico substancial[43]. **[43]** A transmissão colinérgica desempenha um papel importante em funções mentais como a atenção, a aprendizagem e a memória**[44].** Sims *et al* postularam que a síntese de acetilcolina, um neurotransmissor, era baixa no neocórtex do cérebro em pacientes com DA. **[45]**

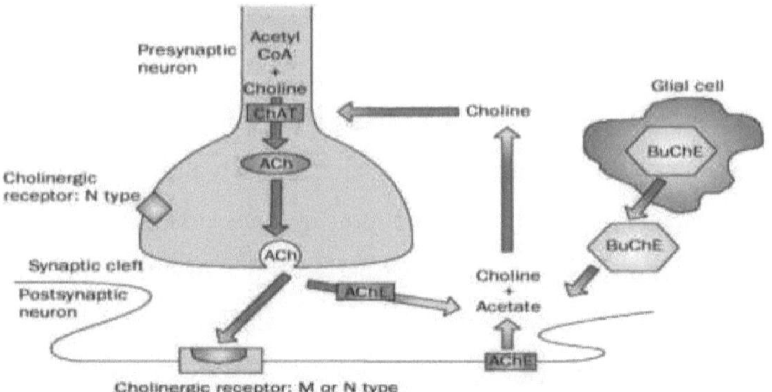

Figura 5: Receptores colinérgicos e ação da acetilcolina [46]

Hipótese da amiloide:-

A hipótese amiloide descreve a acumulação de β-amiloide (Aβ). 47] A acumulação de Aβ pode afetar inicialmente a eficiência e a função das sinapses, levando à perda neuronal e à demência**[48,49]**. O gene que contém Aβ teria de estar localizado no cromossoma 21**[50]**. **[50]** A formação de Aβ é um processo proteolítico sequencial que começa com a clivagem da proteína precursora amiloide (APP) (Figura 6). [51] A APP pode sofrer clivagem endoproteolítica, em três locais diferentes: no terminal N do domínio Aβ através da β-secretase; no terminal C do domínio Aβ através da γ-secretase; e dentro do domínio Aβ através da α-secretase. A clivagem proteolítica pela a-secretase não produz Aβ completo e, portanto, não leva ao desenvolvimento da DA. [52,53,54] Um nível excessivo de amiloide-β (Aβ) no cérebro durante um longo período de tempo é um fator determinante na patogénese da doença de Alzheimer (DA)[55]. As placas senis contêm frequentemente um núcleo amiloide composto por filamentos de 5 a 10 nm.

A capacidade de obter imagens de A pode permitir distinguir a doença de Alzheimer da doença de Alzheimer terminal e dar novos conhecimentos sobre o papel da A na doença de Alzheimer terminal através da utilização da [11C]PIB PET como biomarcador. [56]

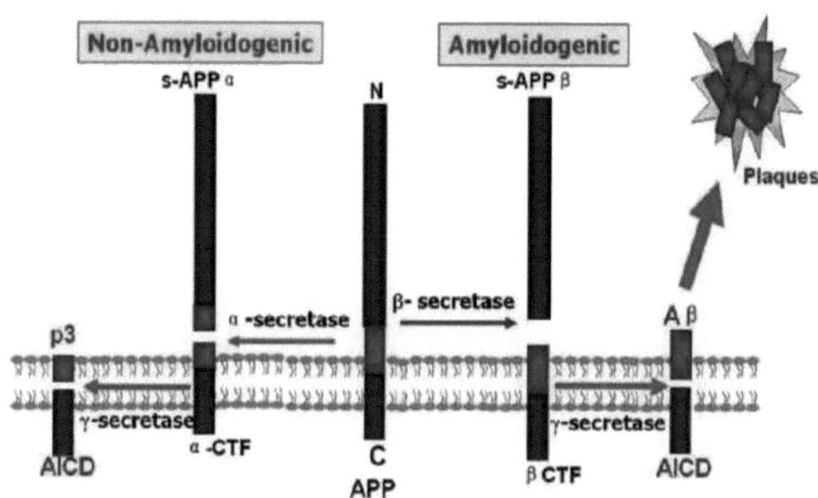

Figura 6:- Via de processamento proteolítico da APP[57]

Hipótese Tau:- A Tau foi descoberta pela primeira vez como uma proteína associada aos microtúbulos (MAP) que estimula a tubulina [58] e estabelece a montagem em microtúbulos no cérebro. O gene tau está localizado no braço longo do cromossoma 17 (posição 17q21). Tau é uma fosfoproteína associada a microtúbulos (MAP) que é abundante no sistema nervoso central e periférico. A Tau promove a montagem dos microtúbulos (MT), reduz a instabilidade dos MT e, por conseguinte, juntamente com um conjunto de outras MAP, desempenha um papel fundamental na manutenção da integridade neuronal e do transporte axoplasmático. capacidade de promover a montagem e de manter a estrutura dos microtúbulos[59]. Na doença de alzheimer, os emaranhados neurofibrilares (NFT) encontram-se no neocórtex e nas regiões límbicas, o que se deve à hiperfosforilação da Tau[60].

da rede de microtúbulos (Figura 7) resulta em neurodegeneração axonal e dendrítica[61].

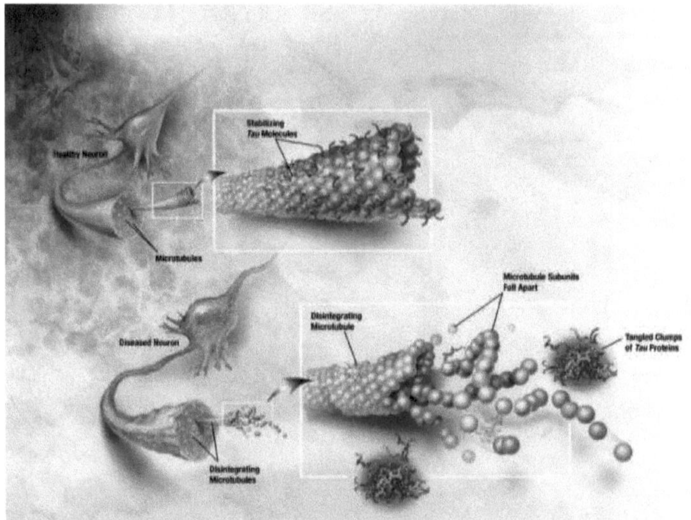

<u>Figura 7:-</u> **<u>Os microtúbulos</u>** são como carris de comboio que transportam nutrientes e outras moléculas. As proteínas tau actuam como "laços" que estabilizam a estrutura dos microtúbulos. Na doença de Alzheimer, as proteínas tau ficam emaranhadas, desestabilizando a estrutura dos microtúbulos. A perda do transporte axonal resulta em morte celular[62].

HIPÓTESE MITOCONDRIAL:-

A hipótese da cascata mitocondrial foi proposta pela primeira vez em 2004. As mitocôndrias têm sido descritas como "a casa de força da célula" porque geram a maior parte do fornecimento de adenosina trifosfato (ATP) à célula, [63] fornecem a maior parte da energia para os processos celulares através da fosforilação oxidativa da glicose e pelo seu envolvimento noutras vias metabólicas[64]. As alterações mitocondriais, como as perturbações da função mitocondrial e da dinâmica mitocondrial, induzindo um comprometimento considerável das proteínas de transporte de electrões mitocondriais, podem estar relacionadas com a deficiência metabólica e energética, com a alteração do sistema de sinalização neuronal na DA[65].

É constituída por três partes principais. Em primeiro lugar, a hipótese da cascata mitocondrial sustenta que a herança genética define a função mitocondrial de base de um indivíduo. Neste aspeto, tanto as mães como os pais contribuem para o risco de DA dos seus descendentes, mas como o ADN mitocondrial (ADNmt) é herdado pela mãe, as mães contribuem mais. Em segundo lugar, factores hereditários e ambientais determinam o ritmo a que as alterações mitocondriais associadas à idade se desenvolvem e manifestam. Se, como os dados sugerem, o declínio da função ou da eficiência mitocondrial conduz a fenótipos de envelhecimento [66], então uma maior durabilidade mitocondrial deverá estar associada a um envelhecimento cerebral mais lento e uma menor durabilidade mitocondrial deverá estar associada a um envelhecimento cerebral mais rápido.

Em terceiro lugar, a função mitocondrial de base e a taxa de alteração funcional de um indivíduo influenciam a cronologia da DA. Aqueles com baixa função basal e taxas rápidas de declínio mitocondrial desenvolverão sintomas e alterações histológicas da DA em idades mais jovens do que aqueles com alta função basal e taxas lentas de declínio mitocondrial. Aqueles com combinações menos extremas, por exemplo, aqueles com função basal baixa e taxas lentas de declínio mitocondrial, ou com função basal alta e taxas rápidas de declínio mitocondrial, desenvolverão sintomas e alterações histológicas da DA em idades intermédias.

O controlo da qualidade mitocondrial está comprometido a vários níveis na DA. A nível molecular, a protease de pré-sequência mitocondrial (PreP) degrada o Aβ nas mitocôndrias, reduzindo assim os seus efeitos tóxicos nas mitocôndrias. No entanto, a atividade proteolítica da PreP é prejudicada devido ao aumento da produção de espécies reactivas de oxigénio (ROS) na DA, promovendo assim a acumulação de Aβ e a toxicidade mitocondrial mediada por Aβ. Uma diminuição da atividade do proteassoma poderia contribuir para um controlo de qualidade alterado de outros péptidos de pré-sequência e de proteínas mitocondriais. O controlo da qualidade mitocondrial ao nível dos órgãos também é perturbado na doença de Alzheimer[67]. [67] Os níveis ou a atividade elevados de Drp 1 e os níveis reduzidos de Mfn 1 e Mfn2 resultam na fragmentação mitocondrial e na redução da fusão, impedindo assim que as mitocôndrias danificadas sejam reparadas através da mistura de conteúdos mediada pela fusão com mitocôndrias saudáveis. A indução de mitofagia aumentada e a proteólise lisossomal defeituosa resultam numa acumulação aberrante de mitocôndrias danificadas nos mitofagossomas e nos autolisossomas, o que também contribui para um controlo de qualidade mitocondrial deficiente na DA. Além disso, os defeitos no transporte axonal e na motilidade mitocondrial comprometem o controlo da qualidade das mitocôndrias , impedindo que as mitocôndrias disfuncionais regressem ao soma para degradação lisossómica[68] (Figura 8).

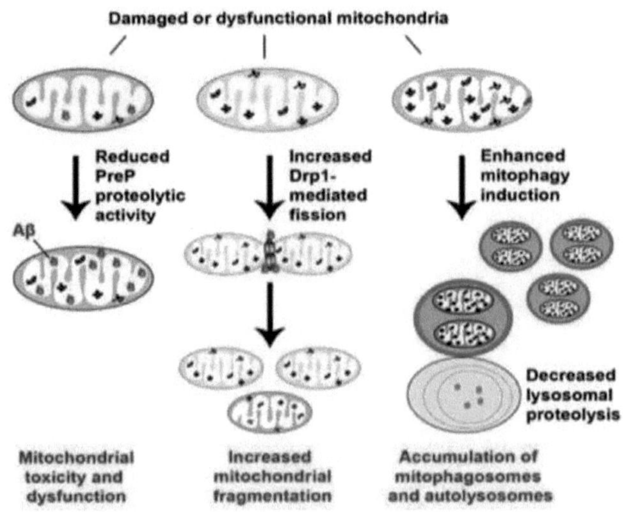

Figura 8: Hipótese mitocondrial na doença de Alzheimer [69]

HIPÓTESE DA INFLAMAÇÃO:

A inflamação como fator causal na patologia da doença de Alzheimer A doença de Alzheimer é caracterizada por uma resposta inflamatória local no cérebro[70]. Os principais estimulantes da inflamação no cérebro das pessoas que sofrem de DA consistem principalmente em neurónios danificados e neurite, emaranhados neurofibrilares e depósitos de péptidos Ab extremamente insolúveis. Estes estímulos existem desde o início até às fases terminais da DA. Assim, a neuroinflamação na doença de Alzheimer é um dos principais factores que contribuem para a patogénese da doença [71]. O péptido Ab, um dos principais estimulantes da inflamação, é o principal agente patológico da DA [72]. O péptido Ab é encontrado em excesso nas placas dos cérebros da doença de Alzheimer após análise post-mortem. Os péptidos Ab e a insulina são substratos para a mesma enzima de degradação da insulina (IDE), uma enzima pertencente à classe das zinco-metaloproteases. A IDE degrada a insulina, bem como o péptido Ab. A hiperinsulinemia resulta numa redução da capacidade da IDE para degradar o Ab, o que, consequentemente, resulta na formação e deposição de placas amilóides no cérebro[73]. Foi demonstrado clinicamente que a hiperinsulinemia aguda causada pela infusão de insulina em seres humanos resultou num aumento dos níveis de insulina e de Ab no líquido cefalorraquidiano, especialmente nos indivíduos mais velhos. Estes efeitos não foram observados no grupo de controlo ao qual foi administrada solução salina por infusão. Além disso, foi observado que o aumento dos níveis de Ab em resposta à hiperinsulinemia foi acompanhado por uma atenuação da capacidade da insulina para facilitar a memória declarativa[74]. A acumulação do péptido Ab no cérebro está associada ao declínio das funções de memória. Este facto é corroborado pelos estudos realizados em ratinhos Tg2576 (transgénicos) por Kohjima et al. Os ratinhos Tg2576 são os modelos de ratinhos transgénicos utilizados rotineiramente para a doença de Alzheimer. Os ratinhos Tg2576 manifestam uma deterioração crescente das suas funções de memória após os 6 meses de idade, altura em que os níveis do péptido b amiloide (Ab) começam a aumentar nos seus cérebros[75]. Além disso, provas experimentais recentes sugerem que o Ab provoca a inibição da autofosforilação do recetor de insulina através da competição pela ligação da insulina ao recetor de insulina e através da ligação direta ao recetor de insulina. Ao interferir com a função do recetor de insulina nos neurónios, o Ab impede a rápida ativação de certas cinases que são essenciais para a potenciação a longo prazo. Por conseguinte, o Ab actua como um inibidor competitivo da ligação e da ação da insulina e o aumento dos níveis de Ab na doença de Alzheimer pode estar relacionado com a resistência à insulina no cérebro. As micróglias são o tipo de células que se encontram no cérebro e que podem ser consideradas como os macrófagos residentes do cérebro. São a primeira linha de

defesa no nosso cérebro. Quando a microglia no cérebro ataca e engolfa substâncias estranhas, liberta citocinas, quimiocinas, enzimas, factores de crescimento e espécies reactivas de oxigénio semelhantes às produzidas pelos macrófagos que se encontram nas partes periféricas do corpo. Uma das moléculas inflamatórias geradas pela microglia é o TNF-a. Quando os soros de doentes com DA e de controlos normais foram medidos através de bioensaios de citotoxicidade e de ensaios de imunoabsorção enzimática, foram medidos níveis significativamente elevados da citocina pró-inflamatória TNF-a no soro de doentes com DA, em comparação com os controlos, o que comprova a presença de processos inflamatórios nos cérebros com DA. Num estudo de coorte de 126 centenários dinamarqueses, foi observada uma concentração elevada de TNF-a no plasma de indivíduos com doença de Alzheimer. Além disso, os níveis elevados de TNF-a estavam positivamente correlacionados com as concentrações de IL-6 e de proteína C-reactiva no plasma, mostrando que os mecanismos inflamatórios e a ativação imunitária podem desempenhar um papel nas doenças patológicas associadas à idade, como a demência e a DA. Foram também detectados níveis mais elevados de TNF-a no líquido cefalorraquidiano (LCR), no córtex e nas células gliais de doentes idosos que sofrem de DA, o que sugere um papel direto que o TNF-a parece desempenhar na patogénese da DMT2 e da DA nos idosos. Para além da microglia, os astrócitos do cérebro são outra categoria de células gliais que também produzem produtos pró-inflamatórios limitados, como a PCR, a amiloide P e os factores do complemento. Estes produtos pró-inflamatórios são observados em concentrações elevadas nos locais de patologia da DA no cérebro.

O fator de transcrição NFjB (nuclear fator kappa-lightchain-enhancer of activated B cells) é outro complexo proteico, para além do TNF-a, que é considerado como um regulador primário do processo inflamatório. O NFjB encontra-se em quase todos os tipos de células, incluindo o sistema nervoso. O NFjB regula a expressão 6 G. Mushtaq et al. de muitos genes que codificam proteínas que desempenham um papel decisivo no processo de inflamação. Descobertas recentes mostraram o envolvimento do NFjB em processos cerebrais, especialmente em doenças neurodegenerativas como a doença de Alzheimer.

Por exemplo, o peptídeo Ab encontrado nas placas de secções cerebrais de doentes com DA demonstrou ser um potente ativador do NFjB em neurónios primários e em neurónios na proximidade imediata das placas iniciais de doentes com DA. (Figura:9) A distribuição do NFjB foi também explorada histoquimicamente (utilizando um anticorpo policlonal contra a subunidade p65 do NFjB) em cérebros post-mortem de doentes com DA, bem como em controlos saudáveis. Nos cérebros de controlos normais, observou-se uma coloração muito fraca de alguns neurónios. No entanto, nos cérebros dos doentes com DA, observou-se uma forte coloração neuronal para o NFjB nos neurónios, nos emaranhados neurofibrilares e na neurite distrófica, particularmente na formação hipocampal e no córtex cerebral, o que sugere um aumento da expressão do NFjB nas áreas cerebrais afectadas pela DA[76]. Assim, a inflamação pode ser um fator causal na patogénese da DA.

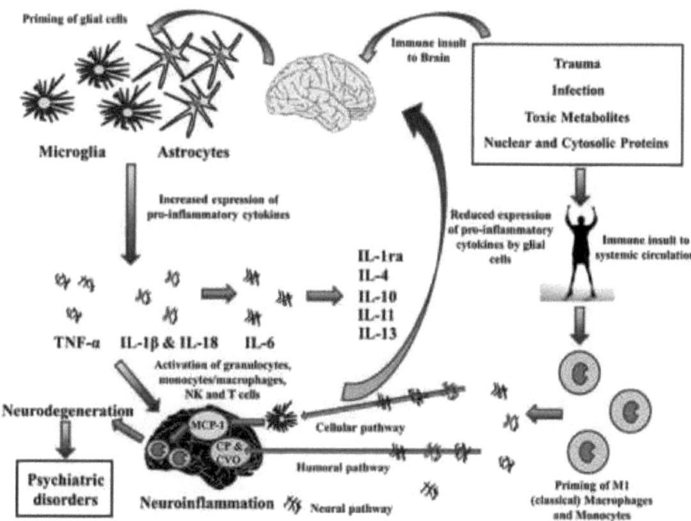

Figura 9:- As citocinas pró-inflamatórias podem migrar entre a circulação sistémica e o cérebro em ambas as direcções, o que poderia explicar a comorbilidade das doenças sistémicas com as perturbações psiquiátricas. Existem três vias para o transporte de citocinas pró-inflamatórias da circulação sistémica para o cérebro descrito por Capuron e Miller (2011)[77]: Cellular, Humoral, and Neural. Além disso, PAMPs e DAMPs de trauma, infeção e resíduos metabólicos podem preparar as células gliais para expressar citocinas pró-inflamatórias TNF-α, IL-1β e IL-6. Quando expressas, estas citocinas activam granulócitos, monócitos/macrófagos, Natural Killer e células T e, em conjunto, contribuem para a fisiopatologia da neuroinflamação. A neuroinflamação crónica pode resultar em neurodegeneração e perturbações psiquiátricas associadas. Estas citocinas pró-inflamatórias também estimulam a

produção e a expressão de citocinas anti-inflamatórias pelas células gliais, que funcionam como feedback negativo para reduzir a expressão de citocinas pró-inflamatórias, atenuando a neuroinflamação. MCP-1, Monocyte chemoattractant protein-1; CP, Choroid plexus; CVO, Circumventricular organ[78].

HIPÓTESE DE CÁLCIO:-

O cálcio (Ca^{2+}) é uma molécula de transdução de sinal ubíqua. Desempenha um papel fundamental na modulação da atividade neuronal e está envolvido numa vasta gama de sinais celulares que regulam vários processos críticos, como o crescimento celular, a diferenciação, o metabolismo, a exocitose e a apoptose [78]. Nos neurónios, a elevação da concentração de Ca(2+) citosólico ($[Ca^{2+}]_i$) desencadeia a libertação de neurotransmissores nas junções sinápticas e contribui para o potencial de ação dendrítico, regula as alterações dependentes da atividade na expressão genética, bem como a plasticidade sináptica [79]. Os níveis de Ca^{2+} citosólico são mantidos numa gama muito baixa (≈100 nM) em comparação com os níveis presentes no espaço extracelular (≈2 mM) ou no interior das reservas intracelulares (≈100-500 μM), onde o retículo endoplasmático (ER) representa a maior reserva intracelular dinâmica de Ca^{2+} [80]. A sinalização neuronal de Ca^{2+} implica uma interação complexa entre a entrada de Ca^{2+} através da membrana plasmática e a libertação do RE. O ER é uma rede contínua e altamente móvel distribuída por todo o neurónio nos dendritos e espinhas dendríticas, axónios e terminais nervosos pré-sinápticos, bem como nos cones de crescimento [81] e suporta diversas funções em cada um destes compartimentos celulares [82]. Assim, nos dendritos, a libertação de Ca^{2+} do ER está envolvida na modulação das respostas pós-sinápticas e da plasticidade sináptica [83]; nos terminais axonais, está envolvida na fusão de vesículas e na libertação de neurotransmissores [84]; no soma, está associada à ativação de vias de sinalização sensíveis ao Ca^{2+}, tais como as actividades de cinase e fosfatase; e no espaço perinuclear, pode desencadear a transcrição de genes [85]. A mobilização de Ca^{2+} do ER também é importante na atividade dos cones de crescimento envolvidos na formação de novas ligações e/ou no reforço de ligações pré-existentes que ocorrem durante a aprendizagem e a memória no cérebro adulto [86,87].

Panorâmica da desregulação do Ca^{2+} na doença de Alzheimer

A alteração dos sinais de Ca^{2+} na doença de Alzheimer foi largamente associada à "hipótese amiloide", em que se acredita que a modificação da natureza, dos níveis, das propriedades biofísicas e da localização subcelular dos péptidos Aβ em várias áreas do cérebro contribui para uma disfunção molecular que culmina na morte neuronal e na demência. Um grande número de estudos revelou também a forte implicação da PS como principal contribuinte para a desregulação do Ca^{2+} na DA. Os dados abaixo apresentados resumem as principais descobertas obtidas neste domínio:

1. A imagiologia in vivo dos transientes de $Ca(^{2)+}$ no modelo de ratinhos APP/PS1 (APP_{swe}ZPS1-ΔE9) revelou que cerca de 20% dos dendritos e axónios dos ratinhos transgénicos apresentam uma elevação moderada a grave da $[Ca^{2+}]$ do que os ratinhos de tipo selvagem e que a gravidade da sobrecarga de Ca^{2+} se correlaciona com a integridade estrutural do dendrito ou do axónio. Foi sugerido que a elevação do $[Ca^{2+}]$ pode depender da acumulação de Aβ, uma vez que os transientes de Ca^{2+} não foram observados em animais sem placas corticais (ou seja, ratinhos jovens APP_{swe} e PS1 mutantes) [88]. Um outro grupo relatou uma alteração mais complexa dos transientes de $Ca(^{2)+}$ num modelo diferente de ratinhos com DA ($APP_{swe}/PS1_{G384A}$), mostrando uma distribuição espacial de neurónios silenciosos (sinais de Ca^{2+} diminuídos) (29%) e neurónios hiperactivos (sinais de Ca^{2+} aumentados) (21%) no cérebro de ratinhos transgénicos, em comparação com o cérebro de ratinhos de tipo selvagem. De acordo com o artigo de Kuchibhotla et al., estes também propuseram que a hiperatividade dos neurónios ocorre perto das placas Aβ [89].
2. A aplicação exógena de péptidos sintéticos Aβ ou agregados oligoméricos conduz a níveis elevados de $[Ca^{2+}]_{(i)}$ [90,91]. As alterações mediadas por Aβ na $[Ca^{2+}]_i$ ocorrem provavelmente através da incorporação de canais iónicos Aβ na membrana celular, de alterações na permeabilidade da membrana e da assimetria da fosfatidilserina [92,93]. Na verdade, para além de promover o influxo de Ca^{2} extracelular+ [94], os oligómeros Aβ evocam potentemente sinais de Ca^{2+} através da sua libertação do ER [95-97]. Outro mecanismo subjacente à entrada de Ca^{2+} elevado mediado por Aβ foi recentemente revelado por renner et al. mostrando que a

acumulação de oligómeros Aβ solúveis na sinapse recrutava mGluR5, elevando assim o Ca^{2+} intracelular [98]. É importante sublinhar que o nível de Aβ aplicado exogenamente, utilizado nestes estudos, é ordens de grandeza acima dos níveis fisiológicos. Assim, a relevância da desregulação da sinalização de Ca^{2+} mediada por Aβ é demonstrada em experiências que utilizam modelos de AD *in vitro* e *in vivo* que produzem Aβ endogenamente (ver detalhes no ponto IV).

3. As mutações de PS1 e PS2 tiveram um impacto significativo na sinalização de Ca^{2+} em modelos de DA. Na verdade, a PS pode alterar diretamente a sinalização do Ca^{2+} do RE e afetar a atividade e/ou expressão de muitas proteínas envolvidas na desregulação da sinalização do Ca^{2+} do RE na DA. Vários estudos mostraram que as mutações da PS induzem uma libertação exacerbada de Ca^{2+} mediada por IP3R e RyR [100] e alteram a função da bomba SERCA. Isto foi documentado em fibroblastos isolados de doentes com DAF, em sistemas celulares que expressam PS de tipo selvagem e mutado e em neurónios hipocampais e corticais de ratinhos com DA. Foi também demonstrado que os PS suportam a fuga de Ca^{2+} do RE, provavelmente através da sua função de canais passivos de fuga de Ca^{2+} do RE de baixa condutância, independentemente da sua atividade de γ-secretase. Mesmo que a fuga de Ca^{2+} do RE mediada por P S tenha sido recentemente debatida, dados recentes obtidos por outros laboratórios e utilizando sistemas diferentes tendem agora a confirmar a função de fuga do PS [101].

4. Outros estudos identificaram alterações mediadas pela APP na sinalização do ER Ca^{2+} relacionadas com o processamento amiloidogénico da βAPP. Foi demonstrado que a diminuição da produção de sAPPα (fragmento solúvel de APPa: derivado do processamento não amiloidogénico de βAPP) ativa os canais K^+. O fator regulador da transcrição AICD (domínio intracelular da APP: derivado do processamento amiloidogénico e não amiloidogénico da βAPP) pode afetar a homeostase do Ca^{2+} regulando a expressão de genes envolvidos na homeostase do Ca^{2+}, nomeadamente o canal de catiões de potencial recetor transiente da subfamília C, membro 5 (TRPC5), um componente do canal de catiões permeante não seletivo de Ca^{2+} ativado pelo recetor. Estudos adicionais apoiam o papel fisiológico da βAPP na homeostase do Ca^{2+},

demonstrando que a desregulação da βAPP aumenta tanto o conteúdo de Ca^{2+} do RE e das reservas ácidas como a dinâmica da atividade dos canais de Ca^{2+} operados pelas reservas. Tal como para a PS, as mutações FAD da βAPP também demonstraram alterar os sinais de Ca^{2+}. Foi documentado que os fibroblastos de doentes com AD que apresentam a dupla mutação sueca ($βAPP_{swe}$: $βAPP_{K670N/M671L}$) mostraram uma redução das elevações intracelulares de Ca(2+) induzidas pela bombesina. intracelulares de Ca^{2+} induzidas pela bombesina

em comparação com os controlos, enquanto todos os outros grupos de Ca^{2+} não foram afectados. Os neurónios corticais primários de ratinhos TgCRND8 portadores de mutações combinadas $βAPP_{swe}$ e Indiana ($βAPPV717F$) apresentam uma libertação elevada de Ca^{2} no ER. De acordo com estas descobertas, relatámos recentemente uma alteração global da homeostase do Ca^{2+} em células de neuroblastoma humano SH-SY5Y que sobreexpressam βAPP ou $βAPP_{swe}$ do tipo selvagem humano. Esta alteração do Ca^{2+} é manifestada por um aumento dos sinais citosólicos de Ca^{2+}associados a uma maior fuga passiva de Ca^{2+} do ER e a uma grande libertação de Ca^{2+} mediada por IP_3R- e RyR- em comparação com células de controlo, e a uma maior permeabilidade dos VGCC ao Ca^{2+} [102].

HIPÓTESE METÁLICA:- O Zn^{2+} é concentrado no bouton pré-sináptico pela ação da ZnT3, onde pode ser co-compartimentalizado com o glutamato, atingindo concentrações até 300 μM nas fendas sinápticas.[103,104] O Cu^{2+} é libertado após a ativação induzida por NMDA (Figura 8), o que provoca a translocação da Menkes Cu7aATPase e das vesículas carregadas de Cu associadas para a fenda sináptica. As concentrações de Cu^{2+} atingem 15μM na fenda sináptica. Tanto o Cu como o Zn podem

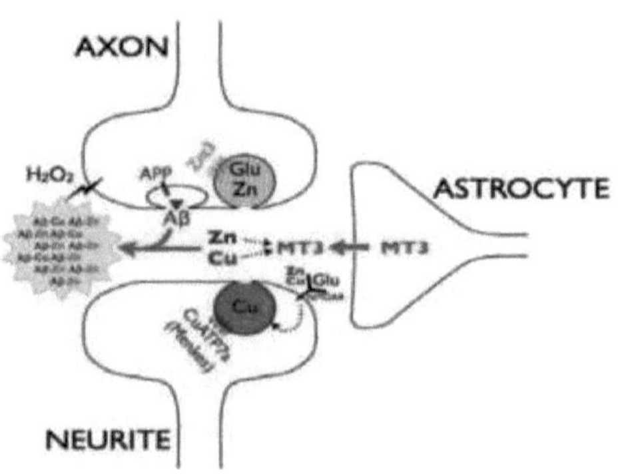

atenuar a resposta do recetor NMDA. **Figura 8:- Hipótese dos metais** Aβ é libertado na fenda sináptica

A metalotioneína-3 (MT3), libertada na fenda pelos astrócitos vizinhos, tem o potencial de reagir com o Cu e o Zn para formar agregados solúveis oxidados e reticulados e amiloide precipitado. A metalotioneína-3 (MT3), libertada na fenda pelos astrócitos vizinhos, tem o potencial de melhorar esta interação adversa, mas está diminuída na doença de Alzheimer. [105]

Fig: Zinco, cobre e Ain na sinapse glutamatérgica. [106]

DIAGNÓSTICO DA DOENÇA DE ALZHEIMER

Nenhuma análise de sangue, exame cerebral ou exame físico pode diagnosticar definitivamente a doença de Alzheimer. E como muitas doenças podem produzir sintomas semelhantes aos da doença de Alzheimer precoce, chegar ao diagnóstico correto é complicado.

É importante encontrar um médico com experiência no diagnóstico da doença de Alzheimer. Se um médico diagnosticar a doença de Alzheimer apenas após um exame superficial, procure uma segunda opinião. Uma avaliação completa por um especialista é essencial para excluir outros problemas de saúde que possam causar problemas cognitivos. O seu médico de família pode fazer parte da avaliação e depois recomendar um neurologista, geriatra ou outro especialista para a completar. A secção local da Associação de Alzheimer, a faculdade de medicina ou o hospital também podem identificar especialistas adequados[107].

Antes de marcar uma consulta, pergunte quais os procedimentos de diagnóstico que serão utilizados. Se a avaliação não parecer exaustiva, procure outro médico.

Uma vez efectuado o diagnóstico, procure um médico com experiência na prestação de cuidados contínuos para satisfazer as necessidades variáveis de uma pessoa com doença de Alzheimer.[108] O médico que faz o diagnóstico pode não ser o mesmo que supervisionará os cuidados a longo prazo. Por isso, tente escolher um médico com conhecimentos sobre a gestão de doenças dementes e capaz de comunicar bem com os membros da família.

Uma avaliação completa demora mais de um dia e é geralmente efectuada em regime de ambulatório. Na maioria das regiões, a avaliação pode ser efectuada localmente e os testes podem ser distribuídos por vários dias para evitar cansar a pessoa que está a ser examinada. Para além do médico assistente, podem estar envolvidos na avaliação outros especialistas, incluindo técnicos, enfermeiros, psicólogos, terapeutas ocupacionais ou fisioterapeutas, assistentes sociais e, frequentemente, psiquiatras[109].

Serão necessários vários dias até que os resultados dos testes sejam comunicados e o médico os analise. Quando o médico discutir os resultados, prepare-se para um diagnóstico ambíguo. Muitas vezes, os médicos hesitam em diagnosticar a doença de Alzheimer sem primeiro verificarem que a demência é progressiva. Para tal, é necessário repetir a avaliação, normalmente dentro de seis a 12 meses. Nessa altura, um diagnóstico mais

Por vezes, é possível efetuar um diagnóstico seguro, mas quando as alterações cognitivas são graduais, o médico do pode recomendar a repetição dos testes em intervalos anuais.

O processo de avaliação

Para ajudar a aliviar qualquer stress associado à sua visita ao médico, é melhor estar o mais preparado possível. Por exemplo, certifique-se de que quem acompanha o indivíduo que está a ser avaliado está familiarizado com o seu historial médico, sintomas actuais e preocupações.

Anote de antemão quaisquer questões que queira mencionar na visita. Se a pessoa estiver numa fase avançada de demência, poderá querer levar um leitor de música com auscultadores para tocar música calmante, ou um objeto familiar macio que possa ser acariciado ou segurado[110].

Historial médico pessoal

O médico precisa dos seguintes elementos:

- Uma descrição pormenorizada das alterações das capacidades mentais, da personalidade, do humor e do comportamento, incluindo o momento em que as alterações começaram e a forma como afectaram a capacidade de funcionamento do indivíduo (considere a possibilidade de trazer cartas, livros de cheques, listas de tarefas domésticas ou outros materiais que ilustrem as alterações da cognição)
- Informações sobre queixas ou sintomas físicos, como perda de coordenação, problemas súbitos de visão ou fraqueza
- Um historial médico completo, incluindo lesões e doenças recentes
- Uma lista dos medicamentos que o doente está a tomar, incluindo medicamentos não sujeitos a receita médica e suplementos de ervas

- Informações sobre os problemas de saúde dos membros da família, especialmente dos familiares com uma doença semelhante.

Isto pode parecer muita informação, mas o historial da pessoa permite ao médico construir uma lista de possíveis diagnósticos que orientarão a avaliação médica que se segue. Por exemplo, um médico que normalmente marca uma tomografia computorizada (TC) ou uma ressonância magnética (RM) do cérebro como teste final pode pedir uma imediatamente para alguém com alterações mentais abruptas e dificuldade em andar. Estes sintomas podem indicar excesso de líquido cefalorraquidiano à volta do cérebro, uma condição designada por hidrocefalia de pressão normal (ver "Exames ao cérebro", abaixo). A deteção e o tratamento imediatos podem evitar danos permanentes no cérebro.

Exame físico

Doenças tão diversas como a insuficiência cardíaca, a doença hepática, a insuficiência renal, os distúrbios da tiroide e as doenças respiratórias podem causar alterações semelhantes à demência. Além disso, as pessoas idosas nem sempre apresentam sintomas típicos. Por exemplo, a sensação de dor é muitas vezes atenuada na pessoa idosa e não é raro que a confusão, e não a dor no peito, seja o principal sintoma de um ataque cardíaco.

Por conseguinte, o médico avaliará o sistema cardiovascular, os pulmões e outros órgãos para detetar quaisquer sinais de anomalias. Uma vez que as perdas sensoriais podem agravar significativamente as dificuldades cognitivas de uma pessoa, o médico irá também testar a visão e a audição. O médico presta também muita atenção ao sistema nervoso, uma vez que as anomalias neurológicas podem indicar uma perturbação cerebral diferente da doença de Alzheimer.

A força muscular, a coordenação, os reflexos, os sentidos, o movimento dos olhos e a reação das pupilas à luz podem informar o médico sobre a saúde de áreas específicas do cérebro. Por exemplo, reflexos desiguais ou fraqueza num dos lados do corpo sugerem lesões cerebrais localizadas (talvez devido a um acidente vascular cerebral ou a um tumor), enquanto tremores ou outros movimentos involuntários podem indicar uma doença degenerativa, como a doença de Parkinson. Estes tipos de anomalias não são normalmente caraterísticas da doença de Alzheimer inicial.

O exame do estado mental, que faz parte do exame neurológico, é crucial para o diagnóstico de demência e delírio. O médico pede à pessoa para efetuar exercícios mentais simples, como contar de sete em sete, obedecer a instruções escritas, memorizar palavras e copiar desenhos. Este exame do estado mental permite ao médico avaliar a orientação, a memória, a compreensão, as capacidades linguísticas e a capacidade de efetuar cálculos simples.

Testes de diagnóstico

O médico irá pedir um hemograma completo e análises químicas ao sangue para detetar anemia, infecções, diabetes e perturbações renais e hepáticas. Outros exames laboratoriais incluem testes de rotina para a função da tiroide, deficiência de vitamina B12 e níveis elevados de cálcio no sangue, bem como um teste para a sífilis. Se o médico suspeitar de um problema médico específico, pode pedir exames adicionais. Por exemplo, um doente que possa ter sido exposto ao vírus da SIDA será encorajado a fazer uma análise ao VIH.

Exame ao cérebro

A tomografia computorizada (TC) ou a ressonância magnética (RM) são exames que fazem parte da avaliação padrão da doença de Alzheimer e de outras formas de demência.

Os exames de TAC e RMN, que revelam a estrutura anatómica do cérebro, são utilizados para excluir problemas como tumores, hemorragias, acidentes vasculares cerebrais e hidrocefalia, que se pode mascarar como doença de Alzheimer. Estes exames também podem mostrar a perda de massa cerebral associada à doença de Alzheimer e a outras demências. Em

Na doença de Alzheimer, a região do cérebro conhecida como hipocampo pode estar desproporcionadamente atrofiada[111].

Podem ser efectuados outros exames ao cérebro se a TAC e a RMN forem inconclusivas. A tomografia por emissão de positrões (PET) e a tomografia computorizada por emissão de fotão único fornecem imagens da atividade cerebral com base no fluxo sanguíneo, no consumo de oxigénio ou na utilização de glicose.

Estas técnicas podem ajudar a limitar o diagnóstico, revelando défices comuns na doença de Alzheimer que são distintos dos achados de outras demências, como a degenerescência lobar frontotemporal e a demência com corpos de Lewy. No entanto, mesmo estes exames não conseguem revelar as alterações microscópicas no tecido cerebral que caracterizam a doença de Alzheimer. Assim, não é possível identificar a doença com certeza.

Felizmente, a capacidade de diagnóstico dos exames cerebrais está a melhorar. Especialmente promissor é um tipo de exame PET que utiliza um marcador químico que se liga especificamente aos depósitos de amiloide no cérebro, permitindo que estes apareçam claramente nos exames cerebrais. Atualmente, pelo menos 17 centros na América do Norte, bem como 21 outros em todo o mundo, utilizaram com sucesso um desses marcadores, o Pittsburgh Compound-B (PiB PET), em milhares de indivíduos. Até à data, esta técnica está a ser utilizada apenas em estudos de investigação. Os peritos prevêem que os exames PET com compostos marcadores semelhantes sejam de uso generalizado nos próximos anos. Estes exames poderão ajudar os médicos a diagnosticar a doença antes do aparecimento dos sintomas, bem como a avaliar novos tratamentos.

Os investigadores esperam também aperfeiçoar as técnicas de RMN que podem melhorar a capacidade dos médicos para medir a atrofia cerebral e diagnosticar a doença de Alzheimer com maior precisão. A ressonância magnética funcional (fMRI), que regista as alterações do fluxo sanguíneo ligadas à atividade cerebral, pode revelar-se útil para distinguir as diferentes formas de demência.

EEG

Pode ser feito um eletroencefalograma (EEG) para detetar uma atividade anormal das ondas cerebrais. Embora o EEG seja geralmente normal em pessoas com doença de Alzheimer ligeira e em muitos outros tipos de demência, ocorrem anomalias no EEG no delírio e na doença de Creutzfeldt-Jakob, que é uma causa de demência.

Punção lombar

Se houver suspeita de hidrocefalia (excesso de líquido cefalorraquidiano na área à volta do cérebro) ou de infeção do sistema nervoso central, o médico pode recomendar uma punção lombar para detetar um aumento da pressão ou células inflamatórias no líquido cefalorraquidiano. Podem também ser detectados marcadores bioquímicos da doença de Alzheimer, incluindo placas amilóides, emaranhados neurofibrilares e neurodegenerescência. Estes marcadores são detectores sensíveis e específicos da patologia da doença de Alzheimer. Embora os testes para estes marcadores não sejam comuns atualmente, os especialistas prevêem que se tornarão uma parte normal dos testes de diagnóstico no futuro.

Testes neuropsicológicos

Os psicólogos ou neuropsicólogos (psicólogos com formação especializada em perturbações cerebrais) podem administrar testes neuropsicológicos exaustivos, sob a forma de entrevistas ou de testes em papel e lápis. Estes testes, que demoram várias horas, são utilizados para determinar que áreas da função cognitiva estão afectadas e que áreas ainda estão intactas. Avaliam a memória, o raciocínio, a escrita, a coordenação viso-motora, a compreensão e a capacidade de exprimir ideias. O médico pode também efetuar outros testes para identificar a depressão e outros problemas de humor.

Avaliação funcional

Os problemas cognitivos afectam o funcionamento diário de uma pessoa de muitas formas diferentes e, por vezes, surpreendentes. Uma avaliação objetiva pode ajudar a determinar o que uma pessoa pode ou não fazer. Esta informação é preciosa para os prestadores de cuidados, especialmente quando o indivíduo tem outros problemas de saúde que complicam a situação, como artrite ou visão deficiente. Se a pessoa aparenta ter Alzheimer, uma avaliação funcional pode ajudar a determinar o seu estado, o que pode ajudar os familiares a decidir que tipo de cuidados e serviços de apoio são necessários.

Numa avaliação funcional, o terapeuta pede a um membro da família para preencher um questionário sobre a capacidade da pessoa para realizar as actividades da vida diária. Ao observar quais as actividades que a pessoa realiza com sucesso, parcialmente ou não realiza de todo, o terapeuta pode sugerir formas de ajudar o indivíduo a realizar essas tarefas, preservando assim o máximo possível da independência do paciente. (Figura 9)

Avaliação psicossocial

A avaliação psicossocial é normalmente realizada por um assistente social e destina-se a ajudar a família do indivíduo a planear os cuidados. O assistente social discutirá o impacto emocional, físico e financeiro da doença de Alzheimer e orientará os membros da família através de uma avaliação das suas circunstâncias. Os assistentes sociais podem também ajudar a coordenar os serviços da comunidade, sugerir alternativas à forma como a pessoa vive atualmente e fornecer uma lista de recursos e serviços disponíveis a nível local.

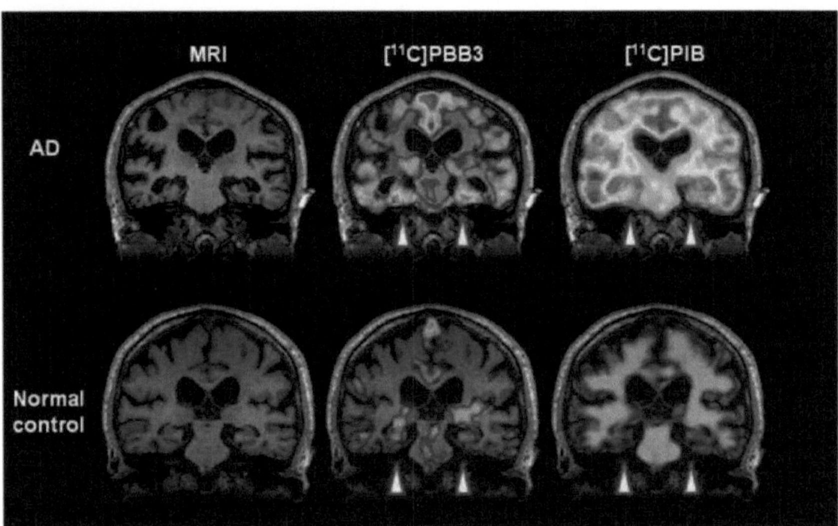

Figura 9: RMN comparativa de um cérebro com doença de Alzheimer e de um cérebro normal
cérebro [112]

Testes especializados

O médico pode pedir uma análise ao sangue nos casos em que existe uma história familiar de Alzheimer precoce. Até à data, os testes genéticos só têm valor diagnóstico nos casos de doença de Alzheimer familiar de início precoce. A procura de mutações genéticas em indivíduos que não têm uma forte história familiar de Alzheimer e que não apresentaram sintomas antes dos 65 anos é infrutífera. O teste do genótipo ApoE pode aumentar um pouco a confiança no diagnóstico, mas não é recomendado para fins de rastreio.

TEORIAS SOBRE A DOENÇA DE ALZHEIMER:-

Cinco teorias são garantidas para determinar a verdadeira causa desta doença:

1. Teoria química:

Deficiências bioquímicas: As células cerebrais comunicam entre si através de substâncias bioquímicas designadas por neurotransmissores. Estudos efectuados em cérebros doentes de Alzheimer revelaram níveis reduzidos de vários neurotransmissores que se pensa influenciarem o funcionamento intelectual e o comportamento.[113-114] **Excessos de substâncias químicas tóxicas:** Foram encontrados depósitos aumentados de iões metálicos, como o alumínio, o chumbo, etc., nos cérebros com doença de Alzheimer.

2. Teoria genética: Esta teoria explica a herança de um gene que dirige a produção da apolipoproteína (ApoE). Na doença de Alzheimer de início precoce, a mutação no cromossoma 14 é responsável por 10% dos casos de Alzheimer. Além disso, foi também detectada uma mutação nos cromossomas 1 e 21. Em 1997, uma outra mutação no cromossoma 12 foi efetivamente associada à doença de Alzheimer de início tardio.

3. Teoria autoimune: O sistema imunitário do organismo, que protege contra invasores potencialmente nocivos, pode começar erradamente a atacar os seus próprios tecidos, produzindo anticorpos contra as suas próprias células essenciais.

4. Teoria do vírus lento. Um vírus de ação lenta foi identificado como o agente causador da doença de Alzheimer.

5. Teoria dos vasos sanguíneos. Os defeitos nos vasos sanguíneos que fornecem sangue ao cérebro estão a ser estudados como uma possível causa da doença de Alzheimer.

TRATAMENTO

É essencial uma gestão médica regular e contínua da saúde geral (incluindo outras condições médicas e a sua prevenção), para além da monitorização dos défices cognitivos. Os objectivos e as intervenções de gestão devem basear-se numa aliança sólida com o doente e a família e em avaliações psiquiátricas, neurológicas e médicas gerais completas sobre a natureza e a causa dos défices cognitivos e dos sintomas não cognitivos associados. O tratamento eficaz requer o desenvolvimento e a implementação de um plano com objectivos definidos para o doente[115]. Os objectivos devem ser desenvolvidos em consulta com o doente (se for capaz) e com a família do doente, utilizando uma abordagem individualizada das suas necessidades, valores e preferências, e devem ser modificados à medida que a doença progride. A discussão atempada das opções de cuidados futuros com o doente e a família fornecerá orientações ao médico de cuidados primários (PCP) para modificar os objectivos de cuidados do doente ao longo do tempo de uma forma aceitável para os doentes com doença de Alzheimer e os seus familiares.

Tratamento: Desenvolver um plano de tratamento (Therapies for Cognition)

Atualmente, existem três inibidores da colinesterase (ChEIs) e um antagonista do N-metil-D-aspartato (NMDA)

que estão aprovados pela FDA e são comercializados ativamente[116]. Os agentes estão aprovados em monoterapia e em terapia combinada para melhorar a função cognitiva ou retardar o declínio em doentes com demência ligeira, moderada ou grave. Os PCP devem aconselhar os doentes com doença de Alzheimer e as suas famílias sobre as expectativas realistas em relação aos resultados do tratamento com estes agentes, que serão provavelmente pequenos [117]. As provas de uma resposta benéfica, estabilização temporária ou modificação da deterioração após a administração de um ChEI ou de um antagonista NMDA podem ser recolhidas através da avaliação global do médico, do relatório do prestador de cuidados, da avaliação neuropsicológica e/ou do questionário sobre o estado mental, bem como a partir de provas de alterações comportamentais ou funcionais. Os testes breves do estado mental amplamente utilizados são inadequados para medir os efeitos cognitivos dos ChEIs [118] ou do antagonista NMDA; é necessário um período de observação substancial de 6 a 12 meses para avaliar as alterações na cognição e a taxa de declínio cognitivo, bem como os benefícios funcionais ou a resposta comportamental a estes agentes.

Inibidores da colinesterase

Foi efectuado um grande número de ensaios clínicos para avaliar o efeito dos ChEIs nos sintomas e na evolução

da doença de Alzheimer. Várias meta-análises de agentes individuais e da classe como um todo forneceram informações sobre o efeito clínico destes agentes. Uma revisão dos estudos sobre o donepezil[119] indicou que tanto as doses de 5 mg como de 10 mg de donepezil, administradas durante 52 semanas, produziram benefícios pequenos mas estatisticamente significativos na cognição, nas actividades da vida diária e no comportamento. Uma revisão sistemática dos ensaios com rivastigmina realizada em 2000[120] demonstrou melhorias na cognição, nas actividades da vida diária e na gravidade da demência com doses diárias de 6 a 12 mg. Uma revisão actualizada chegou às mesmas conclusões e recomendou investigação adicional sobre a dosagem e a administração, a fim de reduzir a frequência e a gravidade dos efeitos adversos. Estão disponíveis formas orais e em adesivo da rivastigmina; há menos efeitos secundários com a administração transdérmica [121]. Uma meta-análise recente de estudos sobre o tratamento com galantamina [122] concluiu que os doentes que receberam pelo menos 16 mg/dia ao longo de 3-6 meses de tratamento estabilizaram ou melhoraram a cognição. Uma meta-análise de ensaios clínicos com duração de pelo menos 6 meses de todos os ChEIs, com exceção da tacrina[123], também encontrou efeitos ligeiros na função cognitiva, nas actividades da vida diária e no comportamento com todos os agentes, e um estudo que investigou o efeito do tratamento com ChEI no risco de colocação em centros de enfermagem encontrou uma redução de mais de 20% aos 25 meses de tratamento [124].

2. Antagonista dos receptores NMDA:- A memantina é um antagonista não competitivo dos receptores NMDA aprovado pela FDA para o tratamento da doença de Alzheimer moderada a grave. Dada a evidência da sua eficácia em ensaios aleatórios controlados (125, 126), a memantina deve ser considerada para o tratamento de doentes com doença de Alzheimer moderada a grave. A memantina pode ser prescrita a pessoas que estejam ou não a tomar um inibidor da colinesterase. Existem provas modestas de que a combinação de memantina e donepezil é melhor do que o donepezil isolado (127), mas não existem provas de que esta combinação seja melhor do que a memantina isolada. Ainda não existem dados que permitam argumentar a favor ou contra a utilização da memantina para além dos 6 meses (128,129). Em doentes com doença de Alzheimer ligeira, as provas sugerem um pequeno benefício clínico da memantina em relação ao placebo (129,130), embora este resultado não seja conclusivo e devam ser realizados ensaios adicionais. Dado que existem poucas preocupações de segurança com a utilização da memantina na doença de Alzheimer ligeira, os clínicos podem considerar a sua utilização em doentes individuais. No caso da demência vascular, a evidência não apoia a utilização da memantina (131,132), embora sejam necessários mais ensaios. Os efeitos adversos relatados com a memantina são pouco frequentes, parecem ser ligeiros e incluem confusão, tonturas, dores de cabeça, sedação, agitação, quedas e obstipação (133,134). As taxas de abandono durante os ensaios clínicos têm sido geralmente as mesmas para a memantina e para o placebo.

Quadro 1: Visão geral dos potenciais tratamentos para a DA:-

Medicamentos Nome	BRA Nome ND	Ap Pr ove d for	Ação	Dose	Efeitos adversos	C o ntra-indica ç õ e s	Aprovado em
Donepezil	Aricept	Mil d a sev ere AD	Previne a degradação da acetilcolina (ACh) inibindo a ação da acetilcolina esterase Trata os sintomas cognitivos da DA	5 mg tomados uma vez por dia Com o tempo, pode aumentar para 10 mg diário	CNS: cabeça < convulsões, insónia, iati⅛ agressão CV: peito dor, hipertensão, fibrilhação auricular GI: náuseas, vómitos, hemorragia GI Metabólico: Perda de peso, desidratação	Não utilizar em doentes com hipersensibilidade ao tapete Ter cuidado em doentes com doenças cardiovasculares, asma, DPOC, doença ulcerosa ou doentes a tomar analgésicos AINE	1996

Galantamine	Razadyne	Mild para moder ate AD	Previne a degradação da acetilcolina e estimula os receptores a libertar o excesso de ACh Trata os sintomas cognitivos da doença de Alzheimer	4 mg tomado duas vezes por dia Com o tempo, pode aumentar para um máximo de 24 mg por dia	SNC: depressão, tonturas, fadiga, insónia CV: bradicardia, bloqueio AV GI: diarreia, náuseas, anorexia, dor abdominal Hematológico: anemia	Não utilizar em doentes com hipersensibilidade ao medicamento Utilizar com precaução em doentes com perturbações da condução cardíaca, antes de procedimentos que necessitem de anestesia e em doentes com úlceras, convulsões ou asma	**2001**
Rivastigmine	Exelon	Mild para moder ate AD	Previne a degradação da acetilcolina através da inibição das enzimas que degradam a ACh Trata os sintomas cognitivos da DA	1,5 mg tomados duas vezes por dia Com o tempo, pode aumentar até um máximo de 12 mg por dia	SNC: cefaleias, tonturas, confusão, nervosismo, paranoia, mal-estar CV: hipertensão, dores no peito, edema Músculo-esquelético: dores nas costas, fracturas ósseas	Não utilizar em doentes com hipersensibilidade ao medicamento Ter cuidado em doentes com hemorragia gastrointestinal, doença cardiovascular, DPOC ou perturbações convulsivas	**2000**

					Respiratório: bronquite, tosse		
Memórias	Nomenda	Moderate to severe AD	Bloqueia os receptores glutamatérgicos (NMDA) e regula a ação do glutamato Trata os sintomas cognitivos da DA	5 mg tomado uma vez por dia Com o tempo, pode aumentar para um máximo de 10 mg por dia	SNC: acidente vascular cerebral, agressividade, agitação, fadiga, confusão, dor, síncope CV: coração insuficiência, edema GI: anorexia, obstipação, náuseas, vómitos Pele: Erupção cutânea	Não utilizar em doentes alérgicos ao medicamento ou aos seus componentes Não recomendado para DA ligeira ou em doentes com insuficiência renal Utilizar com precaução em doentes com convulsões ou aumento do pH da urina	**2003**

Medicamentos à base de plantas:- A medicina à base de plantas oferece várias opções para modificar a evolução e os sintomas da doença de Alzheimer. Tem havido uma nova tendência na preparação e comercialização de medicamentos à base de plantas medicinais, e a sua importância científica e comercial parece estar a ganhar força em áreas relevantes para a saúde. Estes produtos derivados de plantas são cuidadosamente padronizados, tendo sido demonstrada a sua eficácia e segurança para uma aplicação específica [3-7].

QUADRO 2:- Lista de medicamentos à base de plantas utilizados na DA

s. no.	COMMON NAME	*BIOLOGICAL NAME*	FAMILY	CC	MOA	PARTS	**Tradicional utilização**	**Lado efeito**	EXTRACT	REF.
1.	Suor et bandeira, vacha	*Acorus calamnós*	Araceae	-a-e β-asarone	inibe a acetilcolinester apagar (AChE)	rhizoeus	epilepsia, mental doenças, brônquica catarro, intermitente febres e glandulares, tumores abdominais, renais e hepáticos problemas, diarreia crónica, disenteria, reumatismo, sinusite e eczema	bl inferior bom pressão e coração taxa	Metanfetamina anolic	135, 136
2.	Laghu Coraka	*Angelica arcangélico a*	Umbellifera e	Xanthotoxem	inibem a AChE	Roots	como aromatizante agente	fotocodificador matite	45% Ethanol	137

3.	Bilwa	*Aegle marmelos*	Centeioacea e	Fenólicos e flavonóides	Atividade inibidora e antioxidante da AChE	lea f	antimicrobiano, antidiabético, antipirético, antidiarreico, anti-inflamatório ry	madeira inferior níveis de açúcar	Ethanol	138, 139
4.	Kalmegh	*Andrographis paniculata*	Acanthaceae	desconhecido próprio	Inibidor da AChE e reduz os agregados Aβ	Aerial	hepatite aguda, meningite, coriocarcinoma, malária e muitas outras condições inflamatórias agudas	perda de apetite, diarreia, vómitos erupção cutânea, dor de cabeça, corrimento nasal e cansaço	Ethanol	140
5.	Garlic	*Alium sativum L.*	Alliaceae	S-Allyl-L-Cisteína	Inibidor da AChE	Rhizoeus	Cardiovascular, cancro, nematicida e inseticida	Pode ocorrer odor do hálito e do corpo, dores de estômago ou azia, todas as reacções erráticas	Metanol	141
6.	Né	*Azadir*	Mal	desconhecido	atenuando a	LE	hipoglicémico,	Seguro	Aque	142

	m	*achta indica*	iace ae	próprio	cognitivo défices e diminuindo o stress oxidativo	AF	antiulcerogénic o , anti propriedades inflamatórias e anti-stress		nós	
7.	Corrid a japone sa	*Acoru s grami neus*	acor acea e	descon hecido	reforço da capacidade de aprendizagem e de memória produzida pela entrada da via conduncional olfactiva	Rhi zo me s	sedativo e anticonvulsivo	O uso prolongad o pode causar: Irritabilida de, suores, hematême se, espermato zóides	Quente água	143, 144
8.	Chin ese Ang elica	*Angeli ca dahuri ca*	apia	cunkn próprio	Inibidor da β-secretase	Ro não	tratar dores de cabeça, hemorragias, perturbações menstruais e nevralgias	Não utilizado na gravidez	Clor ofor m	145
9.	gem de fema le	*Angeli ca sinens is*	apia ceae	descon hecido próprio	previnem a neurotoxicidade induzida pelo *Aβ*	Ro não	osteoartrose, inflamação, dores de cabeça, infecções, anemia ligeira, fadiga e tensão arterial elevada	Reação alérgica e cancro da pele	Alco hol	146

10.	Supari	*Areca catequese u*	Ara rendaae	Arecoline	Antioxidante	Verd	Anti inflamatório	Evitar em gravidez, cancro, úlcera, tensão arterial baixa, convulsões	Metanfetamina anol	147, 148
11.	Aveia	*AVENA SATIVA*	Poaceae	desconhecido próprio	Antioxidante	verd	Para distúrbios menstruais, varicela, comichão	Gases intestinais e inchaço	Ethanol	149
12.	Manto preto	*Brassica nigra*	Brassicaceae	desconhecido próprio	Inibição da AChE	Verd	Constipação comum, dores nas articulações e nos músculos, artrite	Irritação se aplicado diretamente na pele	Metanol	150
13.	Máscara branca	*Brassica alba*	Brassicaceae	desconhecido próprio	Antioxidante	Verd	Congestão do peito, bronquite, inchaço das articulações, reumatismo	Blsters, úlcera	Metanol, etanol e hexane	151
14.	Brahmi	*Bacop a monnieri*	laça escrofular ae	bacoside , bacopaside I	inibiu a degenerescência colinérgica e apresentou um efeito cognitivo	o plano branco.	para melhorar inteligência e memória durante muito tempoAD	Em doses elevadas pode ser tóxico	95% etanool	152, 153

					efeito de reforço					
15.	Thuja	*Thuja orientalis L*	Taçaressaceae	desconhecido próprio	diarreia e crónica traqueíte	leaves	gota, reumatismo	Náuseas, vómitos, tonturas	Água e álcool	154
16.	Palash	*Butea monosperma*	Fabaceae	desconhecido próprio	antioxidante	leaves	antidiabético, anti-inflamatório anti-helmíntico, antimicrobiano e antidiarreico	Não conhecido	metanol, etanol, éter de petróleo, clorofórmio m, acetato de etilo e, n-butanol e H2O.	155
17.	Corieer	*Coriandrum sativum L.*	Apiaceae	desconhecido próprio	Actividades cognitivas e antioxidantes	verds	hipotensor, hipolipidémico, hipoglicémico, anticancerígeno, antioxidante e antinflamatório	SEGURO	Boili água	156, 157

							n			
18.	ouro e espetá culo árvore	*Cássia Fistul a*	Perna umi nos ae	descon hecido próprio	Anti AChE	Ro não	Prisão de ventre,di abetes,bolha,em picadas de seita	Náuseas e tonturas	Metanol	158
19.	Sada baha r	*Catha ranthus rosácea*	Apo cyn acea e	descon hecido próprio	Antioxidante	Tiros	antibacteriano , antifúngico e antiviral	Náuseas e vómitos	100% metanol e 100% acetato de etilo e	159
20.	Saffr sobre	*Crocus ScttiVUs*	Irid acea e	croci n e crocet em	inibiu a agregação de Aβ e desestabilizou significativamente os Fibrilas Aβ1-40 e Aβ1-42.	Flo nós r	Propriedades antinociceptivas, anti-inflamatórias, redução da aterosclerose, proteção contra lesões do miocárdio	boca seca, ansiedade, tonturas , drowsiness, náuseas, alteração do apetite, dor de cabeça	ethanol	160, 161
21.		*Collin sonia*	La mia	carva col	impedir a decomposição de	Ro não	Diurético, Antilítico,	Náuseas, vómitos	Metanol	162

	Pedra raiz	*Canadi ana ensis*	ceae	e o timo	acetilcolina,		tónico, adstringente, vulnerário, diaforético ligeiro	e tonturas		
22.	Chry santh emu m	*Crisânt emo mum indicu m*	Ast erac eae	3,5-diaril pirazol	Inibição de amiloide β agregação	flutu ante nós r	antiflogístico, tónico sanguíneo, depurativo, febrífugo e vulnerário	Não Conhecido	95% etano l	163
23.	Hald i	*Curcu ma longa*	Zin gibe race ae	Curc umin oids	antioxidante actividades	Rótu los de rhi zo me	úlcera gástrica, cancro, aterosclerose, doenças dos fígado e artrite	Sem efeitos secundários	Metano l	164, 165
24.	Shan khpu shpi	*Convo lvulus pluric aulis*	Con volv ulac eae	triter penoi ds, flavo nol glyco sides, steroi ds antocia ninas,	regulando a produção do organismo de stress hormonas, adrenalina e cortisol	pla nto de wh ole	Bronquite, asma, reduz a níveis de (NEFA) não ácido gordo esterificado e na epilepsia	diminuir s sangue pressão	Etanol e metano l	166, 167

25.	gotu kola,	*Centella asiatica*	Umbellifera e	Ásia Ocidental	inibir a morte celular por betaamilóide	plano de algor	demência	Náuseas, tonturas, lesões hepáticas	Aqueus	168, 169
26.	Jyotishmati	*Celastrus paniculatus*	Celastraceae	desconhecido próprio	Antioxidante	Verd	Tosse, disenteria, analgésico, dor de estômago	Não conhecido	Aqueus	170
27.	Erva-moura-ervilha	*Clitoria ternatea l.*	Pernauminosae	desconhecido próprio	Aumento dos níveis de chat e ach	Rhizome e partes aéreas	Prisão de ventre, inchaço, úlcera, estimulante da memória,	Diarreia	Ethanol	171
28.	Guggulu	*Commiphora whighitti*	Brocaseraceae	Guggulipid	diminuição dos níveis de colina actil transferase	oleo gum resin from m bar k	diminuir a dor, o inchaço e a vermelhidão (inflamação)	perturbação do estômago, dor de cabeças, náuseas, vómitos fezes moles, diarreia, arrotos e soluços	Hidroalcoólico	172

29.	Desert hyacinth	*Cistãoche tubulosa*	Orobanchaceae	biqueirão acosi de e acteoside	diminuiu Aβ e disfunção colinérgica através da inibição da ativação da AChE e da ativação dos receptores nicotínicos e da fosfoinositina 3-vias cinase/Akt	Por plano de oléo	Tratar esquecimento	Seguro	Aquenós	173
30.	Coffeeweed	*Cassia obtusifolia*	Pernauminosae	desconhecido próprio	Inibidor da AChE	verds	Doenças de pele, cólicas, febre	Não conhecido	Ethanol	174
31.	*Agnimantha*	*Clerodendron phlomidis Linn.*	*Verbenaceae*	desconhecido próprio	Melhorador de memória	*Banco*	dor de cabeça	Não conhecido	Aqueus	175
32.	San-Huang-Xie-	*Coptis chines é franchisado*	Ranunculaceae	berberine	diminuição da viabilidade celular, redução da MMP, e	*Rhizome s*	Doenças cardiovasculares	Não conhecido	Água	176

	XinT ang				aumentar de apoptose					
3 3.	Oran ge Rive r lily	*Crinu m bulbis permu m*	Am aryl lida ceae	descon hecido próprio	reduziu a morte celular morte celular induzida por Aβ	roo t e bul b	cura para a constipação comum, reumatismo, varizes, redução do inchaço e tratamento de feridas sépticas	Não conhecido	Ethan ol	177
3 4.	Tília	*Citrus aurant ifolia*	Cente io acea e	descon hecido próprio	Antioxidante	Pee ls e lea ves	Alerta, anti flatulento, animador e encorajador do espírito, constipação, anti-inflamatório	Tensão arterial elevada, depressão, ansiedade	Metano l	178
3 5.	Chá	*Camel lia sinens é*	A acea e	descon hecido próprio	diminuir a carga de amiloide beta 42	O af	Alivia a fadiga mental e física, antioxidante	Constipaç ão, ritmo cardíaco irregular	Água	179
3 6.	Cinze nto	*Cinna mon cassia*	Corri da de lau ae	descon hecido próprio	Reduz a oligomerização de amiloide	bar k	Diabetes, diarreia, náuseas, hálito de cama, asma, indigestão	lesões hepáticas e renais em concentraç ões elevadas	aqueo us phosp hate buffe	180

							ião	acções	r	
37.	Índia n Penn ywor t	*Centel la asiatic a*	Api acea e	descon hecido próprio	Inibidor da AChE	Plac a bran ca	Perda de memória, reumatismo e artrite	dermatites s	Água e etanol	181
38.	*Dips acus*	*Dipsa cus asper Parede*		Akeb ia sapo em Ré	Aβ Ll toxicidade	Par t e ae rial	reforço da função renal	Em doses elevadas pode ser tóxico	70% metano l	182
39.	*Carr não*	*Daucu s carota Linn.*	Api acea e (U mbe llief erae)	Compo sto fenólic o	Antioxidante	Ro não	anti-diarreia, anti-infeção, anti-colesterol elevado, anti-inflamação, anti-convulsão, anti-fúngico, anti-bactérias e anti-cancro	Diabetes	Éter de petróle o e etanol	183
40.	Bhri ngar [aj]	*Eclipt a alba*	Ast erac eae	descon hecido próprio	ativar o Na+ K+ ATPase	Plac a bran ca	memória modulador	Comichão nos genitais, vermelhid ão	Gasoli na, éter etílico e etanol	184, 185
41.	Wu zhu	*Evodi a*	Cente io acea	Evodi amin	Agonista do PPARγ	Fru it	dor abdominal,	Dizzines s,	Metano l	186

	yu	*rutaecarpa*	e	e			disenteria, dor de cabeça, amenorreia e hemorragia pós-parto	dor de cabeça, cabelo perda		
42.	slender dwar f manhã de glória	*Avaliaros alsinoides*	Convolvulaceae	desconhecido próprio	Inibidor da AChE	planto de whole	psicotrópicos e nootrópicos	Não conhecido	Hidroalcoólico	187
43.	Asafoetid a	*Ferula assafoetida*	Apiacea e	Ácido férulico	antioxidante	Gum	Anti-inflamatório, antiespasmódico, cancro, colite	lábios, arrotos, intestinal gases, diarreia, dor de cabeça, convulsions,	Metanol	188
44.	Figo	*Ficus carica*	Moracea e	desconhecido próprio	antioxidante	Fruits	Antidiabético, co ugh, asma, stress, prisão de ventre	Alergia cutânea	Acetone	189
45.	Peppal	*Ficus religio*	Moracea	desconhecido próprio	Inibidor da AChE	Bar k	Adstringente, refrescante,	Seguro	Metanol	190

	árvore	*sa*	e				afrodisíaco, gonorreia, diarreia, disenteria, hemorróidas e gastrohelcoses, anti-inflamatório, queimaduras			
46.	Ginkir	*Ginkgo biloba*	Ginkgoaceae	Ginkgolides	bloqueio dos eventos induzidos por Aβ, como a acumulação de ROS, a captação de glicose, a disfunção mitocondrial, a ativação das vias AKT, JNK e ERK 1/2	leaves e verds	para doenças respiratórias, melhorar a perda de memória	Sonolência, dores de cabeça, problemas oculares, boca seca, diarreia	Ethanol	191
47.	Arroz Lico, Madhuyashti	*Glycyrrhiza glabra*	Fabaceae	Glycyrrhizem	actividades antioxidantes e anti-inflamatórias	rhizoeus e roo	Tosse, bronquite, dor de garganta	Seguro	Aqueus	192

						ts				
48.	Soja feijão	*Glicina e max*	Fab acea e	descon hecido próprio	Inibidor da AChE	ver ds	Queimaduras, osteoporose	Solto fezes e diarreia	Metanf etamin a anol	193, 194
49.	Sno wdro p	*Galã assim nivalis*	Am aryl lida ceae	Galã thami ne	alostericamente modula nAChR e inibe a AChE	bul b	Não tradicional utilização	náuseas, vómitos , diarreia, dores abdominai s e dispepsia	Metanf etamin a anol	195,
50.	corteja r dlan d Gera nium	*Geran ium sylvati cum*	Ger ania ceae	gerânio gin iin e corila	β-secretase inibitório	Wh pla no de oléo	diarreia, hemorragias internas, cólera e doenças sexualmente transmissíveis.	hepatoto xicidade	45% Ethan ol	196
51.	Sha ji	*Hippo phae rhamn oides L.*	Elae agn acea e	descon hecido próprio	agente antioxidante, eficaz no controlo da produção de ROS e RNS	Le ave s	Doença de pele	Não conhecido	hidro - alcoóli co	197
5	Corno	*Erva*	Beb	Icarri	aumentar	-	cardiovascular	Seco	Ethan	198,

2.	erva de cabra	*epime dii*	erid iace aea	n	enzimas antioxidantes e inibem o produto da peroxidação lipídica		doenças e osteoporose, e em melhorar o desempenho sexual e funções neurológicas	náuseas na boca, zumbido, hemorragi a nasal, vómitos	ol	
5 3.	Saltar	*Humul nós lupulu s*	Pode nab acea e	descon hecido próprio	inibir Ab produção	Flo nós r	Sedativo, estimular digestão, insónias, anti-ansiedade	Depressão sobre	Etiópia ol	199
5 4.	Abeto musgo	*Huper zia serrat a*	Lico opo diac eae	Hupe rzines A e B	de forma reversível inibir colinesterase	-	miastenia gravis	náuseas, vómitos e diarreia	Metanf etamin a anol	148
5 5.	St. João 's Mosto	*Hiper icum por atum*	Clu cardía co eae	Hype ricina	inibir o desagregação de neurotransmissor es rs	Ele rb topo s e flutu ante nós rs	Membro e lesão nervosa	Drowsin ess,head dor,olho problema, seco boca,di zziness	Hydr oalco hólico	200
5 6.	Savi n	*Junipe rus sabina*	Taça ress acea e	descon hecido próprio	lipídico peroxidação inibitório atividade	Fru ele	Antifertilidade, antioxidante, anti inflamatório	Não conhecido	Metanf etamin a anol	201

57.	País de Gales noz	*Juglans regia*	Juglaceae	desconhecido próprio	antioxidante	External ell	Antimicrobiano, anti-helmíntico, adstringente, queratolítico	Inchaço	água, hidróxido de sódio, clorofórmio e éter de petróleo	202
58.	-	*Komatsuna extract****	16 planots sementes	-	inibiu a toxicidade de Aβ	verds	-	-	Aqueus	203
59.	Falso marula	*Lannea schweinfurthi i (inglês)*	Anacartãoiaceae	desconhecido próprio	reduzir o efeitos da morte de células neuronais induzida por Aβ	roots	tratamento diarreia, dores de estômago e dores de cabeça	Desconhecido n	Ethanol	204
60.	louro k Mac	*Lepidium meyen*	Sutiãssicacea	desconhecido próprio	antioxidante e Inibidor da AChE	banheira ero nós	Utilizado para infertilidade	Hipertens o sion,goiter,heart	Aque nós	205

	a	*ii*	e		actividades	roo t		doença		
6 1.	Osto khod dus	*Lavan dula angústi a ifolia ssp*	Lav fim er	descon hecido próprio	inibe glutamato induzido neurotoxicidade e promove a atividade anti-AchE, aumentando o nível de Ach no cérebro	flutu ante nós rs	inflamação, depressão, stress e dor de cabeça	Alérgico reação	Aque nós	206
6 2.	Linho	*Linum utilizaç ão ssimu m*	Lin acea e	descon hecido próprio	AChE inibidores	Ver ds	perturbações do respiratório trato, olhos, infecções, constipação, gripe, febre, reumatismo e gota	Náusea.h terra queimar, diarreia	Metanf etamin a anol	207, 208
6 3.	Chá mãe ile	*Matrícu la ária recutit a*	Ast erac eae	Phen olic e flava onoide s	Antioxidante	flutu ante nós r hea ds	Aliviador	Diarreia ,dermatit é,drowsi ness	etano ol	209
6 4.	Dru msti ck	*Morin ga oleífero*	Mor inga ceae	descon hecido próprio	Inibidor da AChE	Le ave s	Artrite, reumatoide e dores nas articulações	Não conhecido	Hidr oalco hol	210

		a							
65.	Suns uniy a	*Marsilea quadrifolia*	Moringaceae	desconhecido próprio	Antioxidante	Placa branca	Bronquite, anti-inflamatório, Diabetes	Não conhecido	Ethanol	**211**
66.	Tala uma	*Magnolia officinalis*	Magnoliaceae	Alcalóides, esteróides e compostos fenólicos	inibição de AChE	Bar k	neurose, ansiedade, acidente vascular cerebral, febre, perturbações gastrointestinais, doenças alérgicas e dores de cabeça	Sono e sono	ethanolic extracções	212
67.	Bálsamo de limão	*Melissa officinalis*	A minha alma	ácido rosmarínico	atividade anti-oxidante e uma afinidade para Receptores nicotínicos e muscarínicos no córtex cerebral humano	Le ave s	acções ansiolíticas e sedativas/hipnóticas	drowsiness	Alcohol	213
68.	Porca meg	*Fragmentos de miríst ica*	Myristicacea e	desconhecido próprio	Inibidores da AChE	Rhizohme s	Diarreia, feridas na boca e insónia	Uma dose elevada pode ser tóxica	Hidroalcoólico	214
69.	Noni	*Morinda*	Rubiace	desconhecido próprio	Antoxidante e anti	Fru it	utilizado na medicina popular	hepatotoxic	Sumo	215

		citrifolia L.	ae		inflamação				
70.	Lotus	*Nelumbo nucifera Gaertn.*	Nymphaeaceae	desconhecido próprio	AChE inibição	Rhizoeu	Febre, diarreia, doença de pele, dor de cabeça, úlcera, doença cardíaca	Náuseas e movimento solto	Hydroalcohol	216
71.	Badarasna	*Nelsonia canescens (Lam.)*	Acanthaceae	desconhecido próprio	AChE inibição e antioxidante	Por plano de oléo	para a malária, cancro, gota, cardiovascular e tratamento de doenças inflamatórias	Não conhecido	f hexanoe, de diclorometano, de acetonitrilo, de acetato de etilo e de butano	217
72.	Jata home m i	*Nardostachys jatamansi*	Valerianaceae	sesquicentenário iterpenes e coum	inibição de Atividade da AChE e antioxidante	rhizoeus & roo	Medhya (Cérebro tónico), Rasayana (Rejuvenescedor da mente),	Vomitinag' Diarreia	Alcohólico	218

				arins		ts	Nidrajnana (promove o sono) e Manasrogaghn a (Alivia doenças mentais)			
73.	Tulsi	*Ocimum santuário m*	Laboratório iata e	desconhecido próprio	AChE inibidores	Leaves	antifertilidade, anticancerígena, antidiabética, antifúngica, antimicrobiana, hepatoprotectora, cardioprotectora, antiemética, antiespasmódica, analgésica, adaptogénica	Seguro	Metanol	219
74.	Yua n Zhi	*Polygala tenuifolia*	Polygalacea e	Tenuigenin	inibição da enzima de clivagem do sítio beta da APP	Partes aéreas	expetorante, tónico, tranquilizante, antipsicótico e dieta funcional para melhorar a memória	Sem efeitos secundários	Água e etanol	220, 221
7	Pom	*Púnico*	Lyt	desconhecido	antioxidante	Ver	Gastrointestina	Irritação	gasolina	222

5.	egra nato	*a granatum*	hrac eae	próprio		d	l perturbações, adstringente, diarreia, aftosa oral, hematopoiese	no GIT, náuseas, vomitindo, comichão, b problemas de respiração,	eum éter, clorofórmio m acompanhamento por ethanol	
76.	Pistachio	*Pistácioia vera*	Cartão Anaiaceae	desconhecido	antioxidante	Hull	Atividade antiviral, antifúngica, antiprotozoária e anti-inflamatória	GIT desordem	Água	223
77.	Mu Dan Pi	*Paeonia suffruticosa*	Paeoniaceae	1,2,3, 4,6-penta - *O* - galloyleta-d-glucopiranose	Inibir Aβ formação de fibrilas	Elerb	para tratar doenças inflamatórias e pirexicas	Não conhecido	Água , 100% de metanol e 99,5% de etanol	224
78.	Aglomerado er	*Pinus mariti*	Pinaceae	flavanoids.	facilitar consumo de oxigénio	Bark	anti inflamatório,	desconhecido	Pycnogen	225, 226

	pinheiro	*eu*					antimutagénico, antimetastático, anticarcinogénico		ol	
79.	Pinho turco	*Pinus brutia*	Pinaceae	Fenol de pólipo	antioxidante	Bar k	doenças cardiovasculares, tipo 2 diabetes mellitus e suas complicações, asma, osteoartrite, dores musculares, declínio cognitivo	desconhecido	80% aqueous methano	227
80.	Não é necessário	*Polygonum multiflorum*	Polygonaceae	Óxido alcalino	o efeito rejuvenescedor nas células cerebrais	Banheiras de rolos secos	Para coração o doença	náuseas, dores de cabeça tonturas, vómitos, diarreia, fígado toxicidade	Aqueus	228
81.	Senn a	*Polygonum hydropiper*	Polygonaceae	desconhecido próprio	Anti-oxidante	Le ave s	diurético, estimulante do SNC, anti-helmíntico, para tratar insónias, doenças renais,	Dores de estômago, diarreia, câibras	Diethyleth er	229

							hemorróidas, hipertensão e angina			
82.	Coréia um ginásio vermelho	*Panax Ginseng*	Araliaceae	Ginsenosídeos	(!) Oxidativo stress; (↑) proteínas relacionadas com a plasticidade, (↑) atividade da calcineurina; (!) fosforilação da tau	Berry' ethanol	Pulmão desordem, amniea, anti-envelhecimento, anti-depressivo, melhorador de memória	náuseas, dor de cabeça tonturas vómitos, dores nos seios, oscilações de humor, problemas menstruais	Ethanol	230
83.	Notoginseng	*Panax notoginseng*	Araliaceae	Ginsenosid e	Secretase atividade	Flo nós r	melhorar função de aprendizagem e memória	Elevado a dose pode causar:náusea, dor de cabeça tonturas , vómitos , dores nos seios	Água e ethanol	231
84.	Japanês Vermelho	*Pinus densiflora*	Pinaceae	desconhecido	Melhorar a memória	Pin e ned	Anti-inflamatório, artrite	alergias	30% ethanol	232

	Pinho	*Sieb*				dle			
85.	Aml a	*Phyllanthus emblica*	Phyliant hacea e	desconhecido próprio	Inibidor da AChE	Dr. y fruit	Diabetes	Sensação de ardor ao urinar	Aqueus	*233*
86.	Gulos eimas	*Phyllanthus acidus*	Euphorbiaceae	desconhecido próprio	potenciais antioxidantes e actividades de eliminação de radicais que são comparável com o medicamentos padrão (de referência) por recolha de vários livre bem como inibe eficazmente os radicais AChEe Atividade da BChE.	Fru it	no tratamento de febre, doenças respiratórias, diabetes, bronquite, inflamação, dores diversas	Seguro	Metanol	234
87.	Kava	*Piper methysticum frost.*	Corrida de tubosae	kavalactones	Oxidativo stress	Ro não	Ansiedade, dor lombar e perturbação da personalidade	Uma dose elevada pode causa:nausea, dor de cabeça	Aceto n e etanol	235

								tonturas , estômago perturbação, problema renal		
88	Rosa Maria	*Rosmarinus officinalis*	A minha alma	Apigenina, carvacrol, eugenol, ácido oleanólico, ácido timol e ácido ursólico, anti-oxidantes	COX-2 inibidor	leaves e flo nós rs	Bronquite e asma	Tensão arterial elevada	50% ethanol	236
89.	Rhubarbela	*Rheu m officinale*	Polygonaceae	Desconhecido	Anticolinesterásicos se	Ro não	Adstringente, antibacteriano, laxante	Dor de estômago, intestinal, aguada	Ethanol	220

								diarreia, e uterino contrato sobre		
9 0.	Barragem pergu ntar rosa	*Rosa damascena*	Ros acea e	Não especificado próprio	Anticolinesterási cos se	Flo nós r	Cardiovascular estimulante, laxante suave, anti-inflamatório, supressor da tosse	Pele problema e distúrbio visual ce	Metanfetamin a anol	234
9 1.	Branc o e willo w casca	*Salix alba*	Vonta de ow	salgado glicola dos tardios.	AChE inibição	Bar k	Crónica diarreia, redução das febres, irregularidades menstruais	Náuseas, diarreia e desgosto n	Metanfetamin a anol	235
9 2.	culiná ria ary sábio	*Salvia officinalis*	A minh a mãe ceae	aldeídos monoterpénicos, polifenóis, flavo-nóides e	atividade anti-oxidante e uma afinidade para Receptores nicotínicos e muscarínicos no córtex cerebral humano	Le ave s	Epilepsia	Epilepsia	Alco hol	236

				mono terpe ne glyco sides						
93.	Salva espan hola	*Salvia lavand ulaefo lia Vahl.*	La min acea	descon hecido próprio	anticolinesterási co asse, antioxidante, anti-inflamatório e estrogénico	Le ave s	perda de apetite, gases (flatulência), dores de estômago (gastrite), diarreia, inchaço e azia	convulsões e lesões no fígado e no sistema nervoso	etan ol	237
94.	verme lho sábio	*Salvia miltior rhizia bung*	A minh a alma	ácido nólico de sálvia B, ácido nólico de sálvia A, dansh ensu, tanshi nenhu m Eu, tanshi nenhu m	inibição da libertação pré-sináptica de glutamato, e o óxido nítrico óxido nítrico (NO) formação	Ro não	tratamento de doenças cardio-cerebro-vasculares r	Não conhecido	Ethan ol aqueo us	238

				IIA, hinónio criptotânico, dihidrotano e neuroproteção						
95.	mesa de legumes humming bird	*Sesbania grandiflora*	Papilionaceae	Desconhecido	Antioxidante	leaves e flonósrs	varíola e outras febres eruptivas, cabeça dor, cabeça congestão ou nariz entupido	Sem efeitos secundários	Etanol e acetone	239
96.	Guduchi	*Terminalia chebula*	Combretaceae	Ácido tânico, ácido chebu-lágico, ácido chebu-línico	ligam-se aos receptores NMDA e GABA	rip e fruit	Melhorador da memória, alívio da tosse, constipação, asma e inflamação	Sem efeitos secundários	Metanol	240

				e gin corila						
97.	Gud uchi	*Tinospora cordifolia*	Menisperm acea e	Desconhecido	imunoestimulação e síntese de acetilcolina	aço secom sagacida de h bar k	Diabetes, asma, tosse crónica e diuréticos	Irritação	Aqueus	241
98.	lesse r bulrush	*Typha angustata*	Tiphaceae	Desconhecido	Melhorador de memória	lea ves	Diurético	Sem efeitos secundários	Metanol e aqueous	242
99.	cluster lea f,	*Serviço de assistência técnica a Burch.*	Combretaceae	Ácido tânico, ácido butanólico, ácido butanólico e corila gin	reduzir célula morte induzida por Aβ	Ro não	tratamento da bilharziose, da diarreia, da diabetes, para tratar feridas e pneumonia	Não conhecido	Ethanol	243
1	Gam	*Sem carro*	Esfregar	Triturador	inibiu a Aβ	Aço	aliviar	Não	Ethan	244

0 0.	bir Videira	*ia rimahophylla*	iaceae	penésteres e ácidos não carbónicos C e D	agregação	m	dor de cabeça, tonturas, tremores e convulsões induzidas por hipertensão	conhecido	ol	
1 0 1.	Ferrão rede e	*Urtica galeopsifolia /Urtica dioica L*	Clusiaceae	aminas, flavonóides, lignanas, minerais	reforçar a níveis de estrogénio	Aerial partidos	agente diurético e para tratar artrite e reumatismo	Transpiração, diarreia, irritação da pele, perturbações gástricas	Metanfetamina anol	245
1 0 2.	Preto k grama, Urad	*Vigna Mungo Linn*	Perna uminosae	desconhecido próprio	Melhorador de memória	leaves	perturbações cerebrais, estômago, dores reumáticas e perturbações inflamatórias	Não conhecido	Éter etílico de petróleo	246
1 0 3.	Cinzas wagandha	*Com a nia somnifera*	Solanaceae	com um sólidoes e com um nosídeo	eliminação do péptido Aβ tóxico	Ronão	agente nootrópico	Aumento da tensão arterial e do açúcar no sangue, diarreia, vómitos	clorofórm-metanol	247

				es				, náuseas, dores abdominais		
104.	búfalo lo espinho	*Ziziphnós mucronata*	Rhamnaceae	Não saber n	antioxidante actividades, radicais livres capacidade de recolha	Bark	reumatismo, problemas gastrointestinais e picadas de cobra	Não conhecido	Alcohólico	236
105	Juju ser	*Zizyphnós jujuba*	Rhamnaceae	jujuba lado A	Anticolinesterásicos atividade de se	Fruele	Afrodisíaco, hipnóticoseducativos, ansiolíticos, anti-inflamatórios	Diarreia e doses elevadas pode causar insónias	Etiópiaol	248
106.	Adrak	*Zingiber officinale*	zingiberacea e	Phenolic compound	neutralizar Aβ e, por sua vez, inibem a atividade da AchE	Rhizoeus	anti propriedades inflamatórias e anti-oxidativas	Queimadura sensação no estômago e irritação, tensão arterial elevada	aqueo nós	249, 250

REFERÊNCIAS

1. Associação de Alzheimer. Factos e números da doença de Alzheimer em 2009. Alzheimer & Dementia. 2009;5(3):234-70.
2. Cannon Jason R. & Greenamyre Timothy, "The role of environmental exposure em neurodegeneração e doenças neurodegenerativas", Toxicological Science, 2011;124(2):225- 250.
3. Hippius H & Neundörfer G. "A descoberta da doença de Alzheimer" Diálogos em Clínica Neurociência - Vol 5 . No. 1 . 2003Página no. 101-103.
4. Daniel A. Kirschner, Hideyo Inouye, Lawrence K. Duffyt, Alison Sinclair, Marcia Lind, e Dennis J. Selkoe, "peptídeo sintético homólogo à proteína fi da doença de alzheimer formas amyloid-like fibrils in vitro" proc. Natl. Acad. Sci. Usa vol. 84, pp. 6953-6957, outubro de 1987
5. http://www.alz.co.uk/research/statistics
6. http ://www.helpguide.org/articles/alzheimers-dementia/alzheimers- disease.htm
7. Daniel A. Kirschner, Hideyo Inouye, Lawrence K. Duffyt, Alison Sinclair, Marcia Lind e Dennis J. Selkoe, "peptídeo sintético homólogo à proteína fi da doença de alzheimer forma fibrilas do tipo amiloide in vitro" proc. Natl. Acad. Sci. Usa vol. 84, pp. 6953-6957, outubro de 1987
8. http://www.alz.org/research/science/alzheimers_disease_treatments.asp
9. Bowen DM, Smith CB, White P, Davison AN. Neurotransmitter-related enzymes and indices of hypoxia in senile dementia and other abiotrophies (Enzimas relacionadas com neurotransmissores e índices de hipoxia na demência senil e outras abiotrofias). Cérebro. 1976;99:459-496.
10. Davies P, Maloney AJF. Perda selectiva de neurónios colinérgicos centrais na

doença de Alzheimer. Lancet. 1976;2:1403.

11. Perry EK, Perry RH, Blessed G, Tomlinson BE. Evidência de necropsia de défices colinérgicos centrais na demência senil. Lancet. 1977;1:189.

12. Paul T Francis, Alan M Palmer, Michael Snape, Gordon K Wilcock, "The cholinergic hypothesis of Alzheimer's disease: a review of progress" J Neurol Neurosurg Psychiatry 1999;66:137-147.

13. JAKUBÍK J., MICHAL P., MACHOVÁ E.& DOLEZAL V., "Importância e perspectivas da conceção de agonistas muscarínicos selectivos" .

14. Jung-Eun Lee1 e Pyung-Lim Han , "An Update of Animal Models of Alzheimer Disease with a Reevaluation of Plaque Depositions" Exp Neurobiol. 2013 Jun;22(2):84-95.

15. Kumer, V.; Abbas, A. Fausto, N. e Aster,J. 2010 "Degenerativer diseases affecting the cerebral cortex" in Robbins and Cotran Pathological basis of Disease. Saunders Elseverier 1313-1317.

16. McPhee, S. and Hammer,G.2010 "Alzheimer's disease" in Pathophysiology of disease
Uma introdução à medicina clínica. 6ª edição Lange 172-174.

17. Serrano-Pozo, A. Frosch, M.. Masliah e Hyman, B. 2011 Alterações neuropatológicas
na doença de Alzheimerwww.perspectivesinmedicine.org.

18. Associação de Alzheimer 2010. Web. 01 Oct. 2010. <http://alz.org>.

19 Khachaturian, Zaven S., e Teresa S. Radebaugh. Doença de Alzheimer: Cause(s), Diagnosis, Treatment, and Care (Causa(s), Diagnóstico, Tratamento e Cuidados). Boca Raton: CRC, 1996. Imprimir.

20 . "A Descoberta da Doença de Alzheimer" Fundação para a Descoberta de Medicamentos para a Doença de Alzheimer". Fundação para a descoberta de medicamentos para a doença de Alzheimer. Web. 15 de outubro de 2010.

21.<http://www.alzdiscovery.org/index.php/alzheimers-disease/learn- more/the-discovery-of- alzheimers-diseasease/>.

22.http://www.healthline.com/health-slideshow/alzheimers-history#4

23.http://www.alzheimers.net/2013-12-30/history-of-alzheimers/

24. http://www.about-axona.com/us/en/cgp/cgp-articles/a-brief-history-of-alzheimers-disease.html

25.http://thebrain.mcgill.ca/flash/capsules/histoire_jaune03.html

26. *Informações médicas e ferramentas da Mayo Clinic para uma vida saudável.* 2010 Fundação Mayo para Educação e Pesquisa Médica. Web. 21 Nov. 2010. <http://www.mayoclinic.com/>.

27.http://www.alz.org/alzheimers_disease_stages_of_alzheimers.asp

28.https://www.alz.org/braintour/middle_stage.asp

29. https://www.alzinfo.org/understand-alzheimers/clinical-stages-of- alzheimers/

30.https://www.alzheimers.org.uk/site/scripts/documents_info.php?docu mentID=133

31 . http://www.helpguide.org/articles/alzheimers-dementia/alzheimers-disease.htm

32 http://www.healthline.com/health/alzheimers-disease-risk-factores#AnomaliasCerebrais6

33 https://fightdementia.org.au/about-dementia-and-memory-loss/am-i-at-risco/factores de risco

34 http://www.brightfocus.org/alzheimers/prevention-and-risk-factors

35 http://www.nhs.uk/Conditions/alzheimers-disease/Pages/causes.aspx

36 http://www.alz.org/alzheimers_disease_causes_risk_factors.asp

37 https://www.nia.nih.gov/alzheimers/publication/preventing-alzheimers-disease/risk-factors-alzheimers-disease

38 http://www. alzheimer.ca/en/About-dementia/Alzheimer-s-disease/Risk-factors

39 http://www.best-alzheimers-products.com/alzheimers-disease.html

40 Bowen DM, Smith CB, White P, Davison AN. Neurotransmitter-related enzymes and indices of hypoxia in senile dementia and other abiotrophies. Brain. 1976;99:459-496.

41 Davies P, Maloney AJF. Perda selectiva de neurónios colinérgicos centrais na

doença de Alzheimer. Lancet. 1976;2:1403.

42 Perry EK, Perry RH, Blessed G, Tomlinson BE. Evidência de necropsia de défices colinérgicos centrais na demência senil. Lancet. 1977;1:189.

43 Paul T Francis, Alan M Palmer, Michael Snape, Gordon K Wilcock, "The cholinergic hypothesis of Alzheimer's disease: a review of progress" J Neurol Neurosurg Psychiatry 1999;66:137-147.

44 JAKUBÍK J., MICHAL P., MACHOVÁ E.& DOLEZAL V., "Importância e perspectivas da conceção de agonistas muscarínicos selectivos"

45 Neil R. SIMS, David M. BOWEN e Alan N. DAVISON, "[14C]Acetylcholine synthesis and ['4C]carbon dioxide production from [U-'4C]glucose b y tissue prisms from human neocortex" Biochem. J. (1981) 196, 867-876.

46 http://dx.doi.org/10.1016/S1474-4422(03)00502-7

47 Allsop D, Landon M, Kidd M. The isolation and amino acid composition of senile plaque core protein. Brain Res. 259(2), 348-352 (1983).

48 Ohno M, Cole SL, Yasvoina M, Zhao J, Citron M, Berry R, Disterhoft JF, Vassar R. Neurobiol Dis. 2007; 26:134-145. [PubMed: 17258906]

49 Selkoe DJ. Science. 2002; 298:789-791. [PubMed: 12399581]

50 Glenner GG, Wong CW. Doença de Alzheimer e síndrome de Down: partilha de uma proteína fibrilar amiloide cerebrovascular única. Biochem. Biophys. Res. Commun 122(3), 1131-1135 (1984).

51 Vassar R, Kovacs DM, Yan R, Wong PC: A enzima beta-secretase BACE na saúde e na doença de Alzheimer: regulação, biologia celular, função e potencial terapêutico. J Neurosci 2009, 29:12787-12794.

52 O'Brien RJ, Wong PC. Amyloid precursor protein processing and Alzheimer's disease. Annu. Rev.Neurosci .34, 185-204(2011).

53 Multhaup Gerhard, Huber Otmar, Buée Luc, and Galas Marie-Christine, "Amyloid Precursor Protein (APP) Metabolites APP Intracellular Fragment (AICD), A42, and Tau in Nuclear Roles", THE JOURNAL OF BIOLOGICAL CHEMISTRY VOL. 290, NO. 39, pp. 23515-23522, 25 de setembro de 2015.

54 Goedert Michel, "Alzheimer's and Parkinson's diseases: The prion concept in

relation to assembled Ab, tau, and a-synuclein" sciencemag.org 7 DE AGOSTO DE 2015 · VOL 349 ISSUE 6248.

55 Selkoe DJ, Schenk D. Alzheimer's disease: molecular understanding predicts amyloid-based therapeutics. Annu Rev Pharmacol Toxicol. 2008; 43:545-584. [PubMed: 12415125]

56 Rowe C.C. et al., "Imaging -amyloid burden in aging and dementia" Neurology 68 May 15, 2007 page no. 1718-1720.

57 http://www.discoverymedicine.com/Can- Zhang/files/2009/08/zhang_39_fig-1-150x150.jpg

58 Weingarten MD, Lockwood AH, Hwo SY, Kirschner MW. Proc. Natl. Acad. Sci. USA 1975;72:1858-1862. [PubMed: 1057175]

59 Iqbal Khalid, Alonso Alejandra del C., Chen She et al. "Taupathology in Alzheimer disease and other tauopathies" Biochimica et Biophysica Ata 1739 (2005) 198-210.

60 E. Mohandas, V. Rajmohan, e B. Raghunath, "Neurobiology of Alzheimer's disease" Indian J Psychiatry. 2009 Jan-Mar; 51(1): 55- 61.doi: 10.4103/0019-5545.44908.

61 Liu F, Liang Z, Gong CX. Hiperfosforilação de tau e proteínas fosfatases na doença de Alzheimer. Panminerva Med 2006; 48(2): 97108.

62 http://www.gizmag.com/alzheimers-dementia-cure-yale-amyloid-treatment/29134/pictures#3

63 werdlow RH, Khan SM. A hipótese da cascata mitocondrial da doença de Alzheimer: uma atualização. Exp Neurol 2009;218:308-315. [PubMed: 19416677]

64 Bereiter-Hahn J, Voth M (1994) Dynamic of mitochondria in living cells: shape changes, dislocations, fusion, and fission of mitochondria. Microsc Res Tech 27(3): 198-219.

65 van Vliet AR, Verfaillie T, Agostinis P (2014) Novas funções das membranas associadas às mitocôndrias na sinalização celular. Biochim Biophys Ata 1843(10): 2253-2262.

66 A. Trifunovic, A.Wredenberg, M. Falkenberg, J.N. Spelbrink, A.T. Rovio, C.E.

Bruder, Y.M. Bohlooly, S. Gidlof, A. Oldfors, R. Wibom, J. Tornell, H.T. Jacobs, N.G. Larsson, Premature ageing in mice expressing defective mitochondrial DNA polymerase, Nature 429 (2004) 417-423.

67 G.C. Kujoth, A. Hiona, T.D. Pugh, S. Someya, K. Panzer, S.E. Wohlgemuth, T. Hofer, A.Y. Seo, R. Sullivan, W.A. Jobling, J.D. Morrow, H. Van Remmen, J.M. Sedivy, T. Yamasoba, M. Tanokura, R.Weindruch, C. Leeuwenburgh, T.A. Prolla,Mitochondrial DNA mutations, oxidative stress, and apoptosis in mammalian aging, Science 309 (2005) 481-484.

68 J.M. Ross, J.B. Stewart, E. Hagstrom, S. Brene, A. Mourier, G. Coppotelli, C. Freyer,M Lagouge, B.J. Hoffer, L. Olson, N.G. Larsson,
Germlinemitochondrial DNAmutations agrava o envelhecimento e pode prejudicar o desenvolvimento do cérebro, Nature 501 (2013) 412-415.

69 http://www.frontiersin.org/files/Articles/180129/fncel-10-00024-HTML/image_m/fhcel-10-00024-g004.jpg

70 Iadecola, C., 2004. Neurovascular regulation in the normal brain and in Alzheimer's disease (Regulação neurovascular no cérebro normal e na doença de Alzheimer). Nat. Rev. Neurosci. 5 (5), 347-360.

71 Reale, M., Kamal, M.A., Velluto, L., Gambi, D., Di Nicola, M., Greig, N.H., 2011. Relação entre mediadores inflamatórios,
Níveis de Ab e genótipo APOE na doença de Alzheimer. Curr. Alzheimer Res 9 (4), 447-457.

72 Griffin, W.S., Sheng, J.G., Royston, M.C., Gentleman, S.M., McKenzie,
J.E., Graham, D.I., Roberts, G.W., Mrak, R.E.,
1998. Glial neuronal interactions in Alzheimer's disease: the potential role of a 'cytokine cycle' in disease progression. Cérebro
Pathol. 8, 65-72.

73 Reale, M.A., Di Nicola, M., Velluto, L., D'Angelo, C., Costantini,E., Lahiri, D., Kamal, M.A., Yu, Q.S., Grei, N.H., 2013. Selectiva
os inibidores da acetilcolinesterase e da butirilcolinesterase reduzem a ativação ex vivo

das quimiocitocinas periféricas da doença de Alzheimer
sujeitos com doenças: explorando a via anti-inflamatória colinérgica. Curr. Alzheimer Res. 11 <http://www.ncbi.nlm.nih.gov/ pubmed/24359497>.

74 Selkoe, D.J., 2001. Limpando as teias de aranha amiloide do cérebro. Neurónio 32,177180.

75 Watson, G.S., Peskind, E.R., Asthana, S., Purganan, K., Wait, C., Chapman, D., Schwartz, M.W., Plymate, S., Craft, S., 2003. Insulina
aumenta os níveis de Abeta42 no LCR em idosos normais. Neurology 60 (12), 1899-1903.

76 Terai, K., Matsuo, A., McGeer, P.L., 1996. Enhancement of immunoreactivity for NF-kappa B in the hippocampal formation and cerebral cortex of Alzheimer's disease. Brain Res. 735, 159-168.

77 Capuron, L., e Miller, A. H. (2011). Sistema imunológico para sinalização cerebral: implicações neuropsicofarmacológicas. *Pharmacol. Ther.* 130, 226-238. doi: 10.1016/j.pharmthera.2011.01.014

78 Singhal Gaurav, Emily J. Jaehne, Corrigan Frances , Toben Catherine e Baune Bernhard T., "Inflammasomes in neuroinflammation and changes in brain function: a focused review" REVIEW ARTICLE Front. Neurosci., 07 de outubro de 2014| http://dx.doi.org/10.3389/fnins.2014.00315

79 *Berridge MJ, Bootman MD, Roderick HL: Calcium signalling: dynamics, homeostasis and remodelling. Nat Rev Mol Cell Biol. 2003, 4: 517-529. 10.1038/nrm1155.PubMed*

80 *Berridge MJ, Bootman MD, Lipp P: Calcium -a life and death signal. Nature. 1998, 395: 645-648. 10.1038/27094.PubMed*

81 *Meldolesi J, Pozzan T: The endoplasmic reticulum Ca2+ store: a view from the lumen. Trends Biochem Sci. 1998, 23: 10-14. 10.1016/S0968- 0004(97)01143-2.PubMed*

82 *Dailey ME, Bridgman PC: Dynamics of the endoplasmic reticulum and other membranous organelles in growth cones of cultured neurons (Dinâmica do retículo*

endoplasmático e outros organelos membranosos em cones de crescimento de neurónios em cultura). J Neurosci. 1989, 9: 1897-1909.PubMed

83 *Berridge MJ: The endoplasmic reticulum: a multifunctional signaling organelle. Cell Calcium. 2002, 32: 235-249. 10.1016/S0143416002001823.PubMed*

84 *Holbro N, Grunditz A, Oertner TG: Differential distribution of endoplasmic reticulum controls metabotropic signaling and plasticity at hippocampal synapses. Proc Natl Acad Sci U S A. 2009, 106: 1505515060. 10.1073/pnas.0905110106.PubMed CentralPubMed*

85 *Emptage NJ, Reid CA, Fine A: Calcium stores in hippocampal synaptic boutons mediate short-term plasticity, store-operated Ca2+ entry, and spontaneous transmitter release. Neuron. 2001, 29: 197-208. 10.1016/S0896-6273(01)00190-8.PubMed*

86 *Li W, Llopis J, Whitney M, Zlokarnik G, Tsien RY: O éster de InsP3 com permeabilidade celular mostra que a frequência dos picos de Ca2+ pode otimizar a expressão genética. Nature. 1998, 392: 936-941. 10.1038/31965.PubMed*

87 *Bandtlow CE, Schmidt MF, Hassinger TD, Schwab ME, Kater SB: Role of intracellular calcium in NI-35-evoked collapse of neuronal growth cones. Science. 1993, 259: 80-83. 10.1126/science.8418499. PubMed*

88 *Kuchibhotla KV, Goldman ST, Lattarulo CR, Wu HY, Hyman BT, Bacskai BJ: As placas de abeta conduzem a uma regulação aberrante da homeostase do cálcio in vivo, resultando na perturbação estrutural e funcional das redes neuronais. Neuron. 2008, 59: 214-225. 10.1016/j.neuron.2008.06.008. PubMed CentralPubMed*

89 *Busche MA, Eichhoff G, Adelsberger H, Abramowski D, Wiederhold KH, Haass C, Staufenbiel M, Konnerth A, Garaschuk O: Clusters of hyperactive neurons near amyloid plaques in a mouse model of Alzheimer's disease. Science. 2008, 321: 1686-1689. 10.1126/science.1162844.PubMed*

90 *Demuro A, Mina E, Kayed R, Milton SC, Parker I, Glabe CG: Desregulação do*

cálcio e rutura da membrana como mecanismo neurotóxico ubíquo dos oligómeros amilóides solúveis. J Biol Chem. 2005, 280: 17294-17300. 10.1074/jbc.M500997200.PubMed

91 *Mattson MP, Cheng B, Davis D, Bryant K, Lieberburg I, Rydel RE: Os péptidos beta amilóides desestabilizam a homeostase do cálcio e tornam os neurónios corticais humanos vulneráveis à excitotoxicidade. J Neurosci. 1992, 12: 376- 389.PubMed*

92 *Simakova O, Arispe NJ: Efeitos citotóxicos precoces e tardios da aplicação externa de o Abeta de Alzheimer resultam da formação inicial e da função dos canais iónicos do Abeta. Biochemistry. 2006, 45: 5907-5915. 10.1021/bi060148g.PubMed*

93 *Simakova O, Arispe NJ: The cell-selective neurotoxicity of the Alzheimer's Abeta peptide is determined by surface phosphatidylserine and cytosolic ATP levels. membrane binding is required for Abeta toxicity. J Neurosci. 2007, 27: 13719-13729. 10.1523/JNEUROSCI.3006- 07.2007. PubMed*

94 *Arispe N, Rojas E, Pollard HB: A proteína amiloide beta da doença de Alzheimer forma canais de cálcio em membranas bilaminares: bloqueio por trometamina e alumínio. Proc Natl Acad Sci U S A. 1993, 90: 567-571. 10.1073/pnas.90.2.567.PubMed CentralPubMed*

95 *Ferreiro E, Oliveira CR, Pereira C: Envolvimento da libertação de Ca2+ do retículo endoplasmático através dos receptores de rianodina e de inositol 1,4,5-trifosfato nos efeitos neurotóxicos induzidos pelo péptido amiloide. J Neurosci Res. 2004, 76: 872-880. 10.1002/jnr.20135.PubMed*

96 *Niu Y, Su Z, Zhao C, Song B, Zhang X, Zhao N, Shen X, Gong Y: Efeito da beta amiloide na entrada de cálcio capacitivo em células neurais 2a. Brain Res Bull. 2009, 78: 152-157. 10.1016/j.brainresbull.2008.10.003.PubMed*

97 *Demuro A, Parker I: Cytotoxicity of intracellular abeta42 amyloid oligomers involves Ca2+ release from the endoplasmic reticulum by stimulated production of inositol trisphosphate. J Neurosci. 2013, 33: 3824-3833. 10.1523/JNEUROSCI.4367-12.2013. PubMed CentralPubMed*

98 *Renner M, Lacor PN, Velasco PT, Xu J, Contractor A, Klein WL, Triller A: Efeitos deletérios dos oligómeros beta amilóides que actuam como estrutura extracelular para mGluR5. Neurónio. 2010, 66: 739-754. 10.1016jneuron.2010.04.029.PubMed CentralPubMed*

99 *Cheung KH, Shineman D, Muller M, Cardenas C, Mei L, Yang J, Tomita T, Iwatsubo T, Lee VM, Foskett JK: Mecanismo de perturbação do Ca2+ na doença de Alzheimer através da regulação da regulação da presenilina do canal do recetor InsP(3). Neuron. 2008, 58: 871-883. 10.1016jneuron.2008.04.015.PubMed CentralPubMed*

100Ito E, Oka K, Etcheberrigaray R, Nelson TJ McPhie DL, Tofel-Grehl B, Gibson GE, Alkon DL: A mobilização interna de Ca2+ está alterada em fibroblastos de doentes com doença de Alzheimer. Proc Natl Acad Sci U S A. 1994, 91: 534-538. 10.1073/pnas.91.2.534.PubMed CentralPubMed

101 *Etcheberrigaray R, Hirashima N, Nee L, Prince J, Govoni S, Racchi M, Tanzi RE, Alkon DL: Calcium responses in fibroblasts from asymptomatic members of Alzheimer's disease families (Respostas de cálcio em fibroblastos de membros assintomáticos de famílias com doença de Alzheimer). Neurobiol Dis. 1998, 5: 37-45. 10.1006/nbdi.1998.0176.PubMed*

102Leissring *MA, Parker I, LaFerla FM: As mutações da presenilina-2 modulam a amplitude e a cinética dos sinais de cálcio mediados pelo inositol 1, 4,5-trisfosfato. J Biol Chem. 1999, 274: 32535-32538. 10.1074/bc.274.46.32535.PubMed*

103 Citron M, Westaway D, Xia W, et al. As presenilinas mutantes da doença de Alzheimer aumentam a produção de proteína amiloide de 42 resíduos tanto em células transfectadas como em ratinhos transgénicos. Nat Med 1997;3:67-72.

104 Wang J, Dickson DW, Trojanowski JQ, et al. Os níveis de Abeta solúvel versus insolúvel no cérebro distinguem a doença de Alzheimer do envelhecimento normal e patológico. Exp Neurol 1999;158: 328 -337.

105 Lue LF, Kuo YM, Roher AE, et al. Concentração do péptido beta amiloide solúvel como indicador de alterações sinápticas na doença de Alzheimer. Am J Pathol 1999;155:853- 862.

106 Nunomura A, Perry G, Pappolla MA, et al. A oxidação do ARN é uma caraterística proeminente dos neurónios vulneráveis na doença de Alzheimer. J Neurosci 1999;19:1959 -1964.

107 Ahmed RM, PatersonRW, Warren JD, Zetterberg H, O'Brien JT, Fox NC, et al. Biomarcadores na demência: utilidade clínica e novas direcções. J. Neurol Neurosurg Psychiatry 2014; 85: 1426-34.

108 Ambikairajah A, Devenney E, Flanagan E, Yew B, Mioshi E, Kiernan MC, et al. Uma escala visual de classificação da atrofia por ressonância magnética para a esclerose lateral amiotrófica - demência frontotemporal contínua. [Internet]. Amyotroph Lateral Scler Front Degener 2014; 15: 226-34.

109 Moller C, van der Flier WM, Versteeg A, Benedictus MR, Wattjes MP, Koedam EL, et al. Validação regional quantitativa da escala de classificação visual para atrofia cortical posterior. Eur Radiol 2014; 24: 397-404.

110Mesulam MM, Weintraub S, Rogalski EJ, Wieneke C, Geula C, Bigio EH. Asymmetry and heterogeneity of Alzheimer's and frontotemporal pathology in primary progressive aphasia (Assimetria e heterogeneidade da doença de Alzheimer e da patologia frontotemporal na afasia progressiva primária). Brain. 2014;137:1176-92.

111 Bruffaerts R, Dupont P, Peeters R, De Deyne S, Storms G, Vandenberghe R. A semelhança dos padrões de atividade fMRI no córtex perirrinal esquerdo reflecte a semelhança semântica entre palavras. J Neurosci. 2013;33:18597-607.

112 http://images.iop.org/objects/med/news/8/10/29/pic3.jpg

113www.encyclopedia.org/Alzheimer_disease.5-6 pdf form. 15.

www. wikipedia. org/wiki/

114 Alzheimer_disease.1-4 DOCXform.

115 Davis KL, Thal LJ, Gamzu ER, Davis CS, Woolson RF, Gracon SI, Drachman DA, Schneider LS, Whitehouse PJ, Hoover TM, Morris JC, Kawas CH, Knopman DS, Earl NL, Kumar V, Doody RS: Um estudo multicêntrico, em dupla

ocultação e controlado por placebo da tacrina para a doença de Alzheimer. The Tacrine Collaborative Study Group. N Engl J Med 1992; 327:12531259 [A]

116 132. Farlow M, Gracon SI, Hershey LA, Lewis KW, Sadowsky CH, Dolan-Ureno J: Um ensaio controlado de tacrina na doença de Alzheimer. O Grupo de Estudo da Tacrina. JAMA 1992; 268:2523-2529 [A]

117 Knapp MJ, Knopman DS, Solomon PR, Pendlebury WW, Davis CS, Gracon SI: A 30-week randomized controlled trial of high-dose tacrine in patients with Alzheimer's disease. The Tacrine Study Group. JAMA 1994; 271:985-991 [A]

118 134. Forette F, Hoover T, Gracon S, de Rotrou J, Hervy MP: Um estudo populacional enriquecido, em dupla ocultação, controlado por placebo, da tacrina em doentes com doença de Alzheimer. EurJNeurology 1995; 2:1-10 [A]

119 135. Foster NL, Petersen RC, Gracon SI, Lewis K: Um estudo de população enriquecida, duplo- cego, controlado por placebo, cruzado de tacrina e lecitina na doença de Alzheimer. O Grupo de Estudo Tacrine 970-6. Dementia 1996; 7:260-266 [A]

120 136. Courtney C, Farrell D, Gray R, Hills R, Lynch L, Sellwood E, Edwards S, Hardyman W, Raftery J, Crome P, Lendon C, Shaw H, Bentham P: Long-term donepezil treatment in 565 patients with Alzheimer's disease (AD2000): randomised double-blind trial. Lancet 2004; 363:2105-2115 [A]

121 137. Mohs RC, Doody RS, Morris JC, Ieni JR, Rogers SL, Perdomo CA, Pratt RD: Um estudo de sobrevivência de preservação da função de 1 ano, controlado por placebo, de donepezil em doentes com DA. Neurology 2001; 57:481-488 [A]

122 138. Burns A, Rossor M, Hecker J, Gauthier S, Petit H, Moller HJ, Rogers SL, FriedhoffLT: The effects of donepezil in Alzheimer's disease-results from a multinational trial. Dement Geriatr Cogn Disord 1999; 10:237-244 [A]

123 139. Winblad B, Engedal K, Soininen H, Verhey F, Waldemar G, Wimo A, Wetterholm AL, Zhang R, Haglund A, Subbiah P: Um estudo de 1 ano, aleatório, controlado por placebo de donepezil em pacientes com DA ligeira a moderada. Neurology 2001; 57:489-495 [A]

124 140. Rogers SL, Farlow MR, Doody RS, Mohs R, Friedhoff LT: Um ensaio de 24 semanas, em dupla ocultação, controlado por placebo, do donepezil em doentes com doença de Alzheimer. Donepezil Study Group. Neurology 1998; 50:136145 [A]

125 141. Rogers SL, Doody RS, Mohs RC, Friedhoff LT: Donepezil improves cognition and global function in Alzheimer disease: a 15-week, double-blind, placebocontrolled study. Donepezil Study Group. Arch Intern Med 1998; 158:1021-1031 [A]

126 142. Feldman H, Gauthier S, Hecker J, Vellas B, Subbiah P, Whalen E: A 24-week, randomized, double-blind study of donepezil in moderate to severe Alzheimer's disease. Neurology 2001; 57:613-620 [A]

127 143. Tune L, Tiseo PJ, Ieni J, Perdomo C, Pratt RD, Votaw JR, Jewart RD, Hoffman JM: Donepezil HCl (E2020) mantém a atividade cerebral funcional em doentes com doença de Alzheimer: resultados de um estudo de 24 semanas, em dupla ocultação, controlado por placebo. Am J Geriatr Psychiatry 2003; 11:169177 [A]

128 144. Greenberg SM, Tennis MK, Brown LB, Gomez-Isla T, Hayden DL, Schoenfeld DA, Walsh KL, Corwin C, Daffner KR, Friedman P, Meadows ME, Sperling RA, Growdon JH: Donepezil therapy in clinical practice: a randomized crossover study. Arch Neurol 2000; 57:94-99 [A]

129 145. Tariot PN, Cummings JL, Katz IR, Mintzer J, Perdomo CA, Schwam EM, Whalen E: A randomized, double-blind, placebo-controlled study of the efficacy and safety of donepezil in patients with Alzheimer's disease in the nursing home setting. J Am Geriatr Soc 2001; 49:15901599 [A]

130 146. Seltzer B, Zolnouni P, Nunez M, Goldman R, Kumar D, Ieni J, Richardson S: Eficácia do donepezil na fase inicial da doença de Alzheimer: um ensaio aleatório controlado por placebo. Arch Neurol 2004; 61:1852-1856 [A]

131 147. Forette F, Anand R, Gharabawi G: Um estudo de fase II em doentes com doença de Alzheimer para avaliar a eficácia preliminar e a dose máxima tolerada de rivastigmina (Exelon). Eur J Neurol 1999; 6:423-429 [A]

132 Sramek JJ, Anand R, Wardle TS, Irwin P, Hartman RD, Cutler NR: Ensaio de

segurança/tolerabilidade do SDZ ENA 713 em doentes com provável doença de Alzheimer. Life Sci 1996; 58:1201-1207 [A]

133 149. Rosler M, Anand R, Cicin-Sain A, Gauthier S, Agid Y, Dal Bianco P, Stahelin HB, Hartman R, Gharabawi M: Efficacy and safety of rivastigmine inpatients with Alzheimer's disease: international randomised controlled trial. BMJ 1999; 318:633-638 [A]

134 1 50. Karaman Y, Erdogan F, Koseoglu E, Turan T, Ersoy AO: A 12- month study of the efficacy of rivastigmine in patients with advanced moderate Alzheimer's disease. Dement Geriatr Cogn Disord 2005; 19:51-56 [A-]

135 Vijayapandi P., Annabathina V. , Srikanth S. , "ACTIVIDADES ANTICOLINÉRGICAS E ANTI-HISTAMÍNICAS IN VITRO DO ACORUS CALAMUS
LINN. LEAVES EXTRACTS" Afr J Tradit Complement Altern Med. (2013) 10(1):95-101.

136 MANJU S., CHANDRANR. PRATAP , SHAJI P. K., NAIR G. ACHUTHAN , "IN VITRO FREE RADICAL S CAVENGING POTENTIAL OF ACORUS CALAMUS L. RHIZOME" Int J Pharm Pharm Sci, Vol 5, Suppl 4, 376-380.

137 Sigurdsson Steinthor e Gudbjarnason Sigmundur, "Inhibition of Acetylcholinesterase by Extracts and Constituents from Angelica archangelica and Geranium sylvaticum" Z. Naturforsch. 62c, 689-693 (2007).

138 Asaduzzaman M[1], Uddin MJ, Kader MA, Alam AH, Rahman AA, Rashid M, Kato K, Tanaka T, Takeda M, Sadik G, " Atividade inibidora da acetilcolinesterase in vitro e propriedades antioxidantes do extrato de folhas de Aegle marmelos: implicações para o tratamento
da doença de Alzheimer" Psychogeriatrics. 2014 Mar;14(1):1-10. doi: 10.1111/psyg.12031.

139 Chavan Ashajyothi, Yarapa Ramachandra, Lakshmikantha e Satwadi Padmalatha Rai, "AVALIAÇÃO DA ACTIVIDADE NOOTRÓPICA DE AEGLE

MARMELOS
UTILIZANDO DIFERENTES MODELOS EXPERIMENTAIS EM RATOS" IJPCBS 2012, 2(4), 538-544

140 Serrano Felipe G, Rojas Cheril Tapia, Carvajal Francisco J, Hancke Juan, Cerpa Waldo, "Andrographolide reduz o comprometimento cognitivo em camundongos jovens e maduros AβPPswe/PS-1" Molecular Neurodegeneration 2014, 9: 61página no. 1-18.

141 Ray B., Chauhan N.B., e Lahiri D.K., "The "Aged Garlic Extracf[5](AGE) and One of its Active Ingredients S-Allyl-L-Cysteine (SAC) as Potential Preventive and Therapeutic Agents for Alzheimer's Disease (AD)" Curr Med Chem.
2011 ; 18(22): 3306-3313.

142 Raghavendra M, Maiti Rituparna, Kumar Shafalika e Acharya SB, "Papel do extrato aquoso de folhas de *Azadirachta indica* em um modelo experimental da doença de Alzheimer em ratos" Int J Appl Basic Med Res. 2013 Jan-Jun; 3 (1): 37-47.doi: 10.4103/2229-516X.112239

143 Park Hye-Jung, Chung Kyung Tae, Kim Jun Young, Ko Keon Hee e Kim Moon-Moo, "Efeito de extractos de água quente de Acorus Gramineus na atividade de enzimas relacionadas com
to Cognitive Function and Scavenging Activity of Reactive Oxygen Species" Cancer Prevention Research Vol. 18, No. 1,2013 apge no. 97100.

144Zhi-bin LIU, Wcn-min NIU, Xiao-hang YANG, Yuan WANG & Wei- gang WANG, "Estudo sobre o perfume que estimula o olfato com óleo volátil de Acorus
Gramineus for Treatment of the Alzheimer's Disease Rat" Journal of Traditional Chinese Medicine, dezembro de 2010; 30(4): 283-287.

145Marumoto Shinsuke e MiyazawaMitsuo, "b-Secretase Inhibitory Effects of Furanocoumarins from the Root of Angelica dahurica" Phytother. Res. 24: 510-513 (2010) DOI: 10.1002/ptr.2967.

146 Huang Shih-Hao, Lin Chun-Mao, Chiang Been-Huang, "Protective effects of *Angelica sinensis* extract on amyloid *β-peptide-induced* neurotoxicity" Phytomedicine

Volume 15, Issue 9, 3 September 2008, Pages 710-721 doi:10.1016/j.phymed.2008.02.022

147MAITI B.R. et al., "Ultrastructural and Hormonal Changes in the Pineal- Testicular Axis Following Arecoline Administration in Rats" JOURNAL OF EXPERIMENTAL ZOOLOGY 307A:187-198 (2007).

148Phaechamud T., Chitrattha S., "Development of Soaps Containing Betel Nut Extract" Advanced Materials Research Vol. 506 (2012) pp 339-342.

149 Rawri RK, Bharathi K., Jayaveera K. N. e Asdaq SMB, "IN VITRO ANTIOXIDANT ACTIVITIES OF AVENA SATIVA (OATS) ALCOHOLIC SEED EXTRACTS" International Journal of Pharmaceutical Archive-2(5), 2013, 125-128.

150 Hajimehdipoor Homa, Tehranifar Tina e Shafaroodi Hamed, "Acetylcholinesterase Inhibitory Effect of Some Medicinal Herbs Used in

Iranian Traditional Medicine for Memory Improvement" G Iobal Journal of Botanical Science, 2013, 1, 18-21.

151 Routray Rasmirani, Kar Manoranjan e Sahu Rajani Kanta, "Evaluation Of Antioxidant Potential In Selected Leafy Vegetables Of Odisha, India" Int J Pharm Pharm Sci, Vol 5, Issue 1, 232-235.

152 Uabundit Nongnut , Wattanathorn Jintanaporn , Mucimapura Supaporn , Ingkaninan Kornkanok, "Melhoria cognitiva e efeitos neuroprotectores da Bacopa monnieri em

Modelo da doença de Alzheimer" Journal of Ethnopharmacology 127 (2010) 26-31.

153 Calabrese Carlo et al., "Effects of a Standardized Bacopa monnieri Extract on Cognitive Performance, Anxiety, and Depression in the Elderly: A Randomized, Double-Blind, Placebo-Controlled Trial" the journal of alternative and complementary medicine Volume 14, Number 6, 2008, pp. 707-713.

154 Nizam Iram e Mushfiq M, "Antioxidant activity of water and alcohol extracts of Thuja orientalis leaves" 2007 Oriental Pharmacy and Experimental Medicine 7(1), 65-73.

155 Gorde V.D., GramPurohit, P S Khandke, "In Vitro Radical Scavenging Activity Of Different Extracts OfButea Monosperma Leaves" Int J Curr Pharm Res, Vol 4, Issue 3, 106-108.

156Enas, A.Khalil, "Estudo da possível influência protetora e terapêutica da Coentros (Coriandrum sativum L.) Contra Distúrbios Neurodegenerativos e Doença de Alzheimer Induzidos por Cloreto de Alumínio no Córtex Cerebral de Ratos Albinos Machos" Natureza e Ciência 2010;8(11) Página nº 202-210.

157Cioanca O, Hritcu L, Mihasan M, Hancianu M., "Cognitive-enhancing and antioxidant activities of inhaled coriander volatile oil in amyloid β(1 - 42) modelo de rato da doença de Alzheimer "Physiol Behav. 2013 Aug 15;120:193-202. doi: 10.1016/j.physbeh.2013.08.006.

158Rajasree P.H* Ranjit Singh e C. Sankar, "Screening for acetylcholinesterase inhibitory activity of methanolic extract of Cassia fistula roots" IJPLS, Vol. 3, Issue 9: September: 2012, 1976-1978.

159RasoolNasir, "Antioxidant potential of different extracts and fractions of Catharanthus roseus shoots" (potencial antioxidante de diferentes extractos e fracções de rebentos de Catharanthus roseus) International Journal of Phytomedicine 3 (2011) 108-114.

160 Khalili Mohsen e HamzehFaezeh, "Efeitos dos constituintes activos de Crocus sativus L., Crocin no modelo induzido por estreptozocina da doença de Alzheimer esporádica em ratos machos" Iranian Biomedical Journal 14 (1 & 2): 59-65 (janeiro e abril de 2010).

161 Nikolaos Pitsikas , "O efeito de Crocus sativus L. e dos seus constituintes na memória:

Basic Studies and Clinical Applications" Hindawi Publishing Corporation 2015 http://dx.doi.org/10.1155/2015/926284.

162Qiong Gu et al., "3,5-Diarylpyrazole Derivatives Obtained by Ammonolysis of the Total Flavonoids from Chrysanthemum indicum Extract Show Potential for the Treatment of Alzheimer's Disease" J. Nat. Prod. 2015, 78, 1593-1599.

163 Ringman John M. et al., "A Potential Role of the Curry Spice Curcumin in Alzheimer's
Disease" CurrAlzheimerRes. 2005 April ; 2(2): 131-136.

164Mishra Shrikant e Palanivelu Kalpana, "The effect of curcumin (turmeric) on Alzheimer's disease: An overview" Ann Indian Acad Neurol. 2008 Jan-Mar; 11(1): 13-19. doi: 10.4103/0972-2327.40220

165 Bhowmik Debjit, Kumar K.P. Sampath , Paswan Shravan, Srivatava Shweta, pd. Yadav Akhilesh, Dutta Amitsankar, "Ervas tradicionais indianas Convolvulus pluricaulis e a sua
Medicinal Importance" Journal OfPharmacognosy and Phytochemistry Vol. 1 No. 1 2012 page no. 44-52.

166 Agarwal Parul, Sharma Bhawna, Fatima Amreen, Kumar Sanjay Jain, "Uma atualização sobre a erva ayurvédica Convolvulus pluricaulis Choisy" Asian Pac J Trop Biomed 2014; 4(3): 245-252.

167Manyam et al. "Centella asiatica Extract Selectively Decreases Amyloid□ □ Levels in Hippocampus of Alzheimer's Disease Animal Model" Phytother. Res. 23, 14-19 (2009).

168 Soumyanath Amala et al., "Centella asiatica Extract Improves Behavioral Deficits
num modelo de ratinho da doença de Alzheimer: Investigação de um possível mecanismo de ação" International Journal of Alzheimer's Disease Volume 2012, Article ID 381974, page no. 1-9 doi:10.1155/2012/381974

169 Alama Badrul, HaqueEkramul, "Anti-Alzheimer e Atividade Antioxidante da Semente de Celastrus paniculatus" Jornal Iraniano de Ciências Farmacêuticas inverno 2011: 7(1): 49-56.

170 JADHAV VARSHA , DESHMUKH SWATI E MAHADKAR SHIVPRASAD, "AVALIAÇÃO DO POTENCIAL ANTIOXIDANTE da CLITORIA TERNATEA L." Int J Pharm Pharm Sci, Vol 5, Suppl 2, 595-599.

171 Salehi Iraj, Taheraslani Zahra, Moradkhani Shirin, "O extrato hidroalcoólico de resina de goma de Commiphora mukul pode melhorar as deficiências cognitivas em ratos diabéticos" Avicenna J Med Biochem. 2015;2(2)page no. 1-10.

172 Jong Hoon Ryu et al., "The Seed Extract of Cassia obtusifolia Ameliorates Learning and Memory Impairments Induced by Scopolamine or Transient Cerebral Hypoperfusion in Mice" J Pharmacol Sci 105, 82 - 93 (2007).

173 Schröder et al., "Atividade neuroprotectora da coptisina de Coptis chinensis (Franch)" Medicina Complementar e Alternativa Baseada em Evidências Volume 2015, Artigo ID 827308página no. 1-9.

174 Tundis et al., "Evaluation of Citrus aurantifolia peel and leaves extracts for their chemical composition, antioxidant and anti-cholinesterase activities" J SciFood Agric 2012; 92: 2960-2967.

175 Nahla Ayoub et al., "Evaluation of Plant Phenolic Metabolites as a Source of Alzheimer's Drug Leads" BioMed Research International Volume 2014, Article ID 843263 páginas 1-10.
http ://dx. doi. org/10.1155/2014/843263

176 Ehud Gazit et al., "Orally Administrated Cinnamon Extract Reduces bAmyloid Oligomerization and Corrects Cognitive Impairment in Alzheimer's Disease Animal Models" janeiro de 2011 | Volume 6 | Issue 1 page no. 1-11.

177 Soumyanath et al., "O extrato de Centella asiatica melhora os défices comportamentais num modelo de ratinho da doença de Alzheimer: Investigação de um possível mecanismo de ação" International Journal of Alzheimer's Disease Volume 2012, Artigo ID 381974, página no 1-9 doi:10.1155/2012/381974.

178 Salem ahmed m., m. Sabry gilane, h. Ahmed hanaa , hussein ahmed a., kotob soheir e., "amelioration of neuroinflammation and apoptosis characterizingalzheimer's disease by natural products" nt j pharm pharm sci, vol 5, suppl 2, 87-94 2013.

179 ChatatikunMoragot e Chiabchalard Anchalee, "Phytochemical screening and free radical scavenging activities of orange baby carrot and carrot (Daucus carota Linn.) root crude extracts" J. Chem. Pharm. Res., 2013, 5(4):97-102.

180Monalisa Jena, Swati Mishra, A Pal, S.S. Mishra, "Atividade de melhoria da memória da Eclipta Alba em ratos albinos: A Correlation with Atividade anticolinesterásica" IJPCR, abril-junho, 2014, Vol 6, Edição 2, 179-185.

181 Bhaskar Manju e Chintamaneni Mena, "Withania somnifera e Eclipta alba melhoram a disfunção mitocondrial induzida pelo stress oxidativo num modelo animal da doença de Alzheimer" AJPCT[2][1][2014]140-152.

182 Rebhun John F. , Roloff Samantha J., Velliquette Rodney A., Missler Stephen R., "Identificação da evodiamina como o composto bioativo no extrato de fruta de evodia (Evodia rutaecarpa Benth.) que ativa o recetor gama ativado por proliferador de peroxissoma humano (PPARγ)^^ Fitoterapia 101 (2015) 57-63.

183 Mukherjee Pulok K., Kumar Venkatesan e Houghton Peter J., "Screening of Indian Medicinal Plants for Acetylcholinesterase Inhibitory Activity" Phytother. Res. 21, 1142-1145 (2007).

184 Dehpour Abbas Ali, Ebrahimzadeh Mohammad Ali, Fazel Nabavi Seyed, e Mohammad Nabavi Seyed, "Antioxidant activity of the methanol extract of Ferula assafoetida and its essential oil composition" 60 (4), JULIO-SEPTIEMBRE, 405-412, 2009.

185 Subash Selvaraju, Essa Musthafa Mohamed, Al-Asmi Abdullah, Al- Adawi Samir, e VaishnavRagini, "Suplementação dietética crónica de 4% de figos na modificação do stress oxidativo no modelo de ratinho transgénico da doença de Alzheimer" ioMed Research International Volume 2014, Artigo ID 546357, página no. 1-9 http ://dx. doi. org/10.1155/2014/5463 57.

186 Makhija Inder Kumar, Sharma Indra Prakash, Khamar Devang, "Phytochemistry and Pharmacological properties of Ficus religiosa: an overview" Annals of Biological Research, 2010, 1 (4):171-180.

187 Shi Chun, Liu Jun, Wu Fengming e Yew David T., "Extrato de Ginkgo biloba na doença de Alzheimer: FromActionMechanisms to Medical Practice" Int. J. Mol. Sci. 2010, 11, 107-123; doi:10.3390/ijms 11010107.

188 Chakravarthi Kosuri Kalyan e Avadhani Ramakrishna, "Efeito benéfico do extrato aquoso de raiz de *Glycyrrhiza glabra* na aprendizagem e memória utilizando

diferentes modelos comportamentais: Um estudo experimental" J Nat Sci Biol Med. 2013 Jul-Dez; 4(2): 420-425. doi: 10.4103/09769668.117025.

189 Moon Hyung-In e Lee Jai-Heon, "Efeitos neuroprotectores dos glicosídeos triterpénicos de
Glycine max against Glutamate Induced Toxicity in Primary Cultured Rat Cortical Cells" Int. J. Mol. Sci. 2012, 13, 9642-9648;
doi:10.3390/ijms13089642.

190 Mandegary Ali, Sharififar Fariba , Soodi Maliheh, Zarei Masumeh, "efeito anticolinesterase do extrato de soja (glycine max l.) no cérebro de ratos amnésicos e os seus efeitos protectores contra a citotoxicidade induzida por beta-amiloide em células pc12" ujahm 2014, 02 (06): Página 61-65.

191 Berkov Strahil, Codina Carles e Bastida Jaume, "O género Galanthus: Uma fonte de compostos bioactivos"

192 Michael Heinrich*, HooiLee Teoh, "Galanthamine from snowdrop-the development of a modern drug against Alzheimer's disease from local Caucasian kn‥wledge" Journal of Ethnopharmacology 92 (2004) 147162.

193 Sigurdsson Steinthor e Gudbjarnason Sigmundur, "Inhibition of Acetylcholinesterase by Extracts and Constituents from Angelica archangelica and Geranium sylvaticum" Naturforsch. 62c, 689D693 (2007).

194Shivakumar shivapriya, ilango k., agrawal a., trigunyat a., dubey g.p., "in vivo antioxidant and neuroprotective effect of hippophae rhamnoides. L." Int j pharm pharm sci, vol 5, issue 2, 222-226,2013.

195 Stephen Cho Wing Sze 1, Yao Tong 1,*, Tzi Bun Ng 2, Chris Lok Yin Cheng 1 e Ho Pan Cheung, "Herba Epimedii: Anti-Oxidative Properties and Its Medical Implications" Molecules 2010, 15, 7861-7870; doi: 10.3390/mo lecules 15117861.

196 DongFang Zhang, ChangJi Yuan, Zheng Zhu, Xin Jin, LiHong Li, "Influência da mistura de extractos de Epimedii Herba e Ginkgo Folium no fluxo coronário de corações isolados de ratos" A publication of phyto. Net. Ano : 2013 | Volume : 9 | Edição : 36 | Página : 290-293

197 Sasaoka Norio, Sakamoto Megumi, Kanemori Shoko, Kan Michiru, Tsukano Chihiro, Takemoto Yoshiji, KakizukaAkira, "Long-Term Oral Administration of Hop Flower Extracts Mitigates Alzheimer Phenotypes in Mice" plosone, janeiro de 2014 | Volume 9 | Issue 1 page no. 1-21.

198 Ohba T &Hara Hideaki, "Japanese Huperzia serrata extract and the constituent, huperzine A, ameliorate the scopolamine-induced cognitive impairment in mice" Bioscience, Biotechnology, and Biochemistry Volume 79, Issue 11, 2015

199Hofrichter J et al., "Reduced Alzheimer's disease pathology by St. John's wort o tratamento é independente da hiperforina e facilitado pela ativação da ABCC1 e da microglia em ratinhos" Curr Alzheimer Res. 2013 dezembro; 10(10): 1057-1069.

200 Ozturk M et al., "Evaluation of fruit extracts of six Turkish Juniperus species for their antioxidant, anticholinesterase and antimicrobial activities" J SciFood Agric 2011; 91: 867-876.

201 Agarwal Kshitij e Chakarborthy G. S., "In Vitro Antioxidant Activity OfDifferent Extract of Bark of Juglans Regia" International Journal of Innovative Pharmaceutical Research. 2012,3(1),199-202.

202 Okada Yoshinori e Okada Mizue, "Proteção dos extractos de sementes de Komatsuna contra a morte de células neuronais induzida por amiloide β (l-42)" J Diabetes Metab 2014, 5:5 página no. 1-8.

203 AdewusiEmanuel A., Fouche Gerda e Steenkamp Vanessa, "EFEITO DE QUATRO PLANTAS MEDICINAIS NA NEUROTOXICIDADE INDUZIDA PELO AMILÓIDE-β EM CÉLULAS SHSY5Y

204 Rubio J, Qiong W, Liu X, Jiang Z, Dang H, Chen S, e Gonzales G F, "Extrato aquoso de maca preta (Lepidium meyenii) sobre a deficiência de memória induzida por ovariectomia em ratos" Evidence-Based Complementary and Alternative Medicine Volume 2011, Artigo ID 253958, 7 páginas doi:10.1093/ecam/nen063.

205 Zali H, Azodi M Z, Tavirani MR e Baghban AA, "Protein Drug Targets of Lavandula angustifolia on treatment of Rat Alzheimer 's Disease" Iranian Journal of Pharmaceutical Research (2015), 14 (l): 291 - 302.

206DHIVYA P.S., SOBIYA M., SELVAMANI P., LATHA S., "Uma abordagem ao tratamento da doença de Alzheimer com atividade inibidora da colinesterase de várias espécies de plantas", Int.J. PharmTech Res.2014,6(5),pp 1450-1467.

207 Asgharzade S, Rabiei Z, Rafieian-KopaeiM, "Efeitos do extrato de Matricaria chamomilla no comprometimento da coordenação motora induzido pela escopolamina em ratos" Asian Pac JTrop Biomed 2015; 5(10): 829-833.

208 Sutalangka C, Wattanathorn J, Muchimapura S, e Thukham-mee W, "Moringa oleífera atenua a deterioração da memória e a neurodegeneração num modelo animal de demência relacionada com a idade" Oxidative Medicine and
Cellular Longevity Volume 2013, Artigo ID 695936, 9 páginashttp ://dx. doi.org/10.1155/2013/695936.

209 Ashwini.G*, Pranay. P, Thrinath.G, KarnakerReddy. T, Giri Prasad. V. S "Evolução farmacológica dos extractos de plantas de Marsilea qudrifolia contra a doença de Alzheimer", Int. J. Drug Dev. &Res., abril-junho de 2012, 4(2): 153158.

210 Lu Kui, Zhang Cheng, Wu Wenjun, Zhou Min, Tang Yamei, Peng Ying, "O extrato de ruibarbo tem um papel protetor contra a lesão cerebral induzida pela radiação e a apoptose das células neuronais" agosto de 2015 Volume 12 Edição 2 Páginas: 26892694 DOI: 10.3892/mmr.2015.3693.

211 Akhondzadeh S, Noroozian M, Mohammadi M, Ohadinia S, Jamshidi A H, Khani M, "Melissa officinalis extract in the treatment of patients with mild to moderate Alzheimer's disease: a double blind, randomised, placebo controlled trial" J Neurol Neurosurg Psychiatry 2003;74:863- 866.

212 . Mukherjee P K, Kumar V e. Houghton PJ, "Screening of Indian Medicinal Plants for Acetylcholinesterase Inhibitory Activity" Phytother. Res. 21, 1142-1145 (2007) DOI: 10.1002/ptr.

213Köktürk S, Ceylan S, Etus V, YasaN e Ceylan S, "Morinda citrifolia L. (noni) e memantina atenuam a lesão do tecido periventricular do quarto ventrículo em coelhos hidrocefálicos" Neural Regen Res. 2013 Mar 25; 8 (9): 773-782. doi: 10.3969/j.issn.16735374.2013.09.001 PMCID: PMC4146082.

214 OuattaraN et al., "Anti-acetilcolinesterase e actividades antioxidantes e análise HPLC-MS de polifenol de extractos de Nelsonia canescens (Lam.) Spreng" AsianPac JTrop Dis 2013; 3(5): 382-388.

215 Rahman H, Muralidharan P, Anand M, "A inibição da AChE e as actividades antioxidantes são o mecanismo provável da Nardostacys jatamansi DC no modelo de ratinhos com Alzheimer privados de sono" IntJ. PharmTech Res.2011,3(3) pp 1807-1816

216 Malve H O,Raut S B, Marathe PA, e Rege NN, "Efeito da combinação de Phyllanthus emblica, Tinospora cordifolia, e Ocimumsanctum na aprendizagem espacial e memória em ratos" J Ayurveda Integr Med. 2014 OctDec; 5(4): 209-215.doi: 10.4103/09759476.146564 PMCID: PMC4296432

217RaghavendraM., MaitiR, Kumar S, Acharya S. B., "Role of Ocimum sanctum in the experimental model of Alzheimer's disease in rats" International Journal of Green Pharmacy, January-March 2009 DOI: 10.4103/0973-8258.49368.

218 Li Z, Liu Y, WangL, Liu X, Chang Qi, Guo Z, Liao Y, Pan R, e Fan Tai-Ping, "Efeitos de melhoria da memória do extrato bruto de Polygala tenuifolia em ratos envelhecidos " Evidence-Based Complementary and Alternative Medicine, Volume 2014, Artigo ID 392324, 10 páginas http://dx.doi.org/10.1155/2014/392324.

219Kumar S, Maheshwari K K, Singh V, "efeitos protectores do extrato de sementes de punica granatum contra o envelhecimento e as deficiências cognitivas induzidas pela escopolamina em ratos" Afr. J. Trad. CAM (2009) 6 (1): 49 - 56.

220 Hossein Hosseinzadeh H,Tabassi S A S, Moghadam N M, Rashedinia M e Mehri S, "Antioxidant Activity of Pistacia vera Fruits, Leaves and Gum Extracts" Iranian Journal of Pharmaceutical Research (2012), 11 (3): 879-887.

221 Fujjwara H, "Uma erva medicinal tradicional Paeonia suffruticosa e o seu constituinte ativo 1,2,3,4,6-penta-O-galoil-β-D-glucopiranose têm efeitos anti-agregação potentes nas proteínas β amilóides de Alzheimer in vitro e in vivo" International Society for Neurochemistry, J. Neurochem. (2009) 109, 1648-1657.

222Iravani S. e ZolfaghariB., "Pharmaceutical and nutraceutical effects of Pinus pinaster bark extract" Res Pharm Sci. 2011 JanJun; 6(1): 1-11. PMCID: PMC3203267.
223 Cretu E, "In Vitro Study on the Antioxidant Activity of a PolyphenolRich Extract from Pinus brutia Bark and Its Fractions" J Med Food 16 (11) 2013, 984-991, DOI: 10.1089/jmf.2013.0050.
224 Agarwal P, Alok S,Fatima A e Singh PP, "herbal remedies for neurodegenerative disorder (alzheimer's disease): a review" ijpsr, 2013; Vol. 4(9): 3328-3340.
225 Ayaz M et al., "Comparative chemical profiling, cholinesterase inhibitions and anti-radicals properties of essential oils from Polygonum hydropiper L: A Preliminary anti-Alzheimer's study" Lipids in Health and Disease (2015) 14:141 page no : 9
226 Park CH, Park SK, Seung TW,Jin DE, Tianjiao Guo T, e Heo HJ, "Effect of Ginseng (Panax ginseng) Berry EtOAc Fraction on Cognitive Impairment in C57BL/6 Mice under
Indução de dieta rica em gordura" Medicina complementar e alternativa baseada em evidências
Volume 2015, Artigo ID 316527, 10 páginas http://dx.doi.org/10.1155/2015/316527.
227 ChoiRC et al, "Anti-oxidative effects of the biennial flower of Panax notoginseng against H2O2-induced cytotoxicity in culture PC12 cells" Chinese Medicine 2010, 5:38
http ://www. cmjournal. org/content/5/1/38.
228 Lee et al, "Hippocampal memory enhancing activity of pine needle extract against amnésia induzida por escopolamina num modelo de rato "scientific reports] 5 : 9651 | DOI: 10.1038/srep09651.
229 Biswas K, IslamA, SharminT, Biswas pk, "Atividade inibitória da colinesterase in-vitro do extrato de frutos secos de Phyllanthus emblica relevante para o tratamento da doença de Alzheimer" The Journal of Phytopharmacology 2015; 4(1): 5-8.
230 MoniruzzamanEt al., "Actividades antioxidantes e inibidoras da colinesterase in vitro do extrato metanólico do fruto de Phyllanthus acidus" BMC Complementary and Alternative Medicine (2015) 15:403.

231 Tzeng Y e lee M, "Propriedades neuroprotectoras das kavalactonas" Neural RegenRes. 2015 Jun; 10(6): 875-877. doi: 10.4103/16735374.158335 PMCID: PMC4498339 .

232 OzarowskiM et al., "Rosmarinus officinalis L. leaf extract improves memory e afecta as actividades da acetilcolinesterase e da butirilcolinesterase no cérebro de ratos" F itoterapia 91 (2013) 261-271.

233 Esfandiary E et al., "Efeitos neuroprotectores do extrato de Rosa damascena na aprendizagem e na memória num modelo de rato da doença de Alzheimer induzida por amiloide β" Adv Biomed Res. 2015; 4: 131.

234 Jazayeri et al., "A preliminary investigation of anticholinesterase activity of some Iranian medicinal plants commonly used in traditional medicine" DARU Journal of Pharmaceutical Sciences 2014, 22:17.

235 Akhondzadeh S.et al., "Salvia officinalis extract in the treatment of patients with mild to moderate Alzheimer's disease: a double blind, randomized and placebo-controlled trial" Journal of Clinical Pharmacy and Therapeutics (2003) 28, 53-59.

236Perry N.S.L., " In-vitro activity of S. lavandulaefolia (Spanish sage) relevant to treatment of Alzheimer's disease" JPP 2001, 53: 1347-1356.

237 XZ et al., "Salvia miltiorrhiza: Uma fonte de medicamentos contra a doença de Alzheimer" PharmBiol. 2016 Jan;54(1):1824. doi: 10.3109/13880209.2015.1027408.

238 Gaire BP et al., "Terminalia ChebulaExtraet protege a morte de células PC12 induzida por OGD-R e inibe a ativação da microglia induzida por LPS" Molecules 2013, 18, 3529-3542; doi:10.3390/molecules18033529.

239 Gowri S S e Vasantha K., "Antioxidant activity of Sesbania grand iflora (pink variety) L. Pers." Revista Internacional de Engenharia, Ciência e Tecnologia Vol. 2(9), 2010, 4350-4356.

240Upadhyay N, Ganie S. A., Agnihotri R. K. e Sharma R., "Free Radical Scavenging Activity of Tinospora cordifolia (Willd.) Miers" Journal of Pharmacognosy and Phytochemistry 2014; 3 (2):63-69.

241 KumarK. A. , Kumar M. A. , SravanthiK., Teja V. A., "avaliação da atividade de melhoria da memória do extrato de folhas de typha angustata" revista internacional

de fitofarmacologia. 5(3), 2014, 218-220.

242 Adewusi E. A., Fouche G. e Steenkamp V., "efeito de quatro plantas medicinais na neurotoxicidade induzida por amiloide-β em células shsy5y" Afr J Tradit Complement Altern Med. (2013) 10 (4): 6-11.

243 Xian YF, Lin ZX, Mao QQ, Hu Z, Zhao M, Che CT, e Ip SP, "Isolamento guiado por bioensaio de compostos neuroprotectores de Uncaria rhynchophylla contra a neurotoxicidade induzida por beta-amiloide" EvidenceBased Complementary and Alternative Medicine Volume 2012, Artigo ID 802625, 8 páginas.

244 Asgarpanah J e MohajeraniR, "Fitoquímica e propriedades farmacológicas da Urtica dioica L." Journal of Medicinal Plants Research Vol. 6(46), pp. 5714-5719, 3 de dezembro, 2012.

245 Purnachander K. e ThirupathrG, "efeito protetor de vigna mungo linn. Contra oclusão bilateral da artéria carótida induzida por isquemia cerebral em ratos" Int. j. of pharmacological screening model, Vol 2 / Issue 1 / 2012 / 18-23.

246SehgalN et al., "Withania Somniferareverses Alzheimer's disease pathology by enhancing low-density lipoprotein recetor-related protein in liver" PNAS | February 28, 2012 | vol. 109 | no. 9 | 3511.

247 Olajuyigbe OO e Afolayan A J, "Phenolic content and antioxidant property of the extractos de casca de Ziziphus mucronata Willd. subsp. mucronata Willd" BMC Complementary and Alternative Medicine 2011, 11: 130.

248 Ahmed H H., Zaazaa A M., Abd El-Motelp B A., "Zingiber officinale and Alzheimer's Disease: Evidences and Mechanisms" Int. J. Pharm. Sci. Rev. Res., 27(2), julho - agosto 2014; Artigo No. 21, Páginas: 142-152.

249 Mahdy KA., "Efeito protetor do gengibre (Zingiber officinale) na doença de Alzheimer induzida em ratos" J Neuroinfect Dis 2014, 5:2.

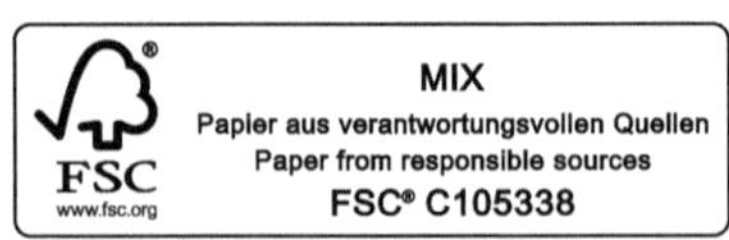

Printed by Books on Demand GmbH, Norderstedt / Germany